常见病症古代名家医案选评丛书

总主编 盛增秀

盛增秀全国名老中医药专家传承工作室
组织编写

胃脘痛医案专辑

陈永灿 编撰

参编人员 马凤岐 白 钰 王恒苍
杨益萍 褚娟红 徐欣欣
曾国良 杨汐茵

人民卫生出版社

图书在版编目（CIP）数据

胃脘痛医案专辑/陈永灿编撰.—北京:人民卫生出版社,2017
（常见病症古代名家医案选评丛书）
ISBN 978-7-117-25084-9

Ⅰ.①胃…　Ⅱ.①陈…　Ⅲ.①胃脘痛-中医治疗法-医案-汇编　Ⅳ.①R256.33

中国版本图书馆 CIP 数据核字（2017）第 215085 号

人卫智网	www.ipmph.com	医学教育、学术、考试、健康， 购书智慧智能综合服务平台
人卫官网	www.pmph.com	人卫官方资讯发布平台

胃脘痛医案专辑

编　　撰：陈永灿
出版发行：人民卫生出版社（中继线 010-59780011）
地　　址：北京市朝阳区潘家园南里 19 号
邮　　编：100021
E - mail：pmph @ pmph. com
购书热线：010-59787592　010-59787584　010-65264830
印　　刷：北京铭成印刷有限公司
经　　销：新华书店
开　　本：850×1168　1/32　印张：8.5
字　　数：138 千字
版　　次：2017 年 9 月第 1 版　2017 年 9 月第 1 版第 1 次印刷
标准书号：ISBN 978-7-117-25084-9/R·25085
定　　价：32.00元
打击盗版举报电话：010-59787491　E-mail：WQ @ pmph.com
（凡属印装质量问题请与本社市场营销中心联系退换）

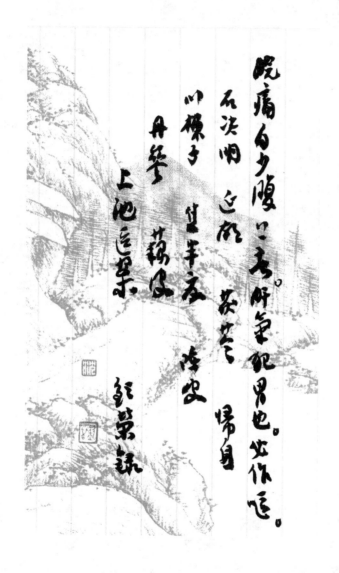

脘痛自少腹口苦，肝气犯胃也。必作恨。

不及阴　逆犯　茯苓　归身

川楝子　旋覆花　陈皮

丹参　荷叶

上池医案　沈荣誄

本案由本书编委、知名书法专家沈钦荣题录

总　序

　　近代国学大师章太炎尝谓："中医之成绩，医案最著。 欲求前人之经验心得，医案最有线索可寻，循此钻研，事半功倍。"清代医家周学海也曾说过："宋以后医书，唯医案最好看，不似注释古书之多穿凿也。 每部医案中，必有一生最得力处，潜心研究，最能汲取众家之所长。"的确，医案是历代医家活生生的临证记录，最能反映各医家的临床宝贵经验，堪称浩瀚祖国医学文献中的宝中之宝，对临证很有指导意义和实用价值。 如清代温病学大家吴鞠通所撰《温病条辨》，他将散见于叶天士《临证指南医案》中有关温病的理、法、方、药和经验，列成条文的形式，汇入该书之中。 据不完全统计，《温病条辨》从《临证指南医案》的处方或加以化裁的约90余方，如桑菊饮、清宫汤、三香汤、椒梅汤等均是。举此一端，足见前人医案对后世影响之深远。 众所周知，中医有关医案的文献资料极其丰富多彩，其中不乏医案专著，但自古迄今，国内尚缺乏一套集常见病症古代名家医案于一体并加以评议发挥的系列丛书，因而给查阅和临床参考应用带来不便，以致传统医案精华未能得到充分利用。有鉴于此，我们在深入调研、广搜文献资料基础上，精选清末（1911年）以前（个别是清末民初）名家的医案，并加以评议，编写了一套《常见病症古代名家医案选评丛书》。

本套系列丛书，以每一病症为一单元而编成专辑，包括中风、眩晕、泄泻、肿胀、瘟疫、咳嗽、哮喘、不寐、痹证、胃脘痛、惊悸、黄疸、胸痹、头痛、郁证15个专辑，堪称鸿篇巨制，蔚为大观。

本丛书体例以病症为纲，将名家医案分类后归入相应专辑，每案注明出处，"评议"务求客观准确，且融以编者的心得体会和临床经验，着力阐发辨证施治要点，辨异同，明常变，有分析，有归纳，使人一目了然，从中得到启发。

丛书由全国名老中医药专家盛增秀任总主编。所在单位浙江省中医药研究院系浙江省中医药文化重点学科建设单位，又是国家中医药管理局中医文献学重点学科建设单位。大多数编写人员均长期从事文献整理研究工作，既往对古代医案的整理研究已取得了较大成绩，曾出版《重订王孟英医案》《赤厓医案评注》等书，受到读者欢迎。

本丛书具有以下几个特点：

一是本着"少而精"的原则，主要选择内科临床常见病症予以编写，这样能突出重点，实用性强。

二是本书是系列丛书，每一病症单独成册（专辑），读者既可购置全套，又可根据需求选购一册。

三是全书每则医案加"评议"，有分析，有发挥，体现出继承中有发扬，整理中见提高。

医案在很大程度上反映一个医生的技术水平和治学态度。时下，不少医生书写医案粗枝大叶，不讲究理、法、方、药的完整性和一致性。更有甚者，有些医生处方东拼西凑，喜欢开大方、开贵重药品，有失配伍法度。本丛书所选名家医案，对读者临证书写医案有重要的指导和借鉴作用，有利于提高诊疗能力和学术水平。此外，也为教学、科研和新药的开发提供珍贵的参考文献。

限于水平，书中缺点和不足之处在所难免，祈求读者指正。

盛增秀全国名老中医药专家传承工作室

2017 年 6 月

前　言

　　胃脘痛是临床常见病、多发病之一，多属于慢性胃炎、消化性溃疡、功能性消化不良、食管炎等消化系统疾病范畴。胃脘痛是指以上腹胃脘部近心窝处疼痛为主症的病证。其病因多样，伴随症状多，病情容易反复，病机复杂，有些顽固性胃脘痛，治疗颇为棘手。我国历代医家对胃脘痛的病因病机和治法方药进行不断探索，积累了丰富的经验，这也体现在众多名家医案之中。本专辑从中整理选择其典型案例240余则，并加以评议，旨在传承与弘扬中医药治疗胃脘痛的临证特色，使之更好地为当今临床起到借鉴作用。兹将编写中的有关问题，概述于下：

　　一、古人对胃脘痛的称谓不一，案中有称"脾痛"者，有称"心痛"者，又有称"心脾疼"者，本书根据医案具体症状，经分析确属"胃脘痛"者，乃予纳入。

　　二、每则医案的标题系编者所加，若原有标题，亦根据本书体例予以改动。系针对该案的病种、病因、病机和治法等，加以提炼而成，旨在提挈其要领，突出其特色，起到提示作用。

三、每案先录原文，并标明出处。根据笔者的学习心得，结合临床体会，对该案进行评议，力求评析精当，旨在阐发辨证施治的要点和处方用药的特色，辨异同，明常变，有分析，有归纳，使人一目了然，从中得到启迪。

四、对少数难读难解的字和词予以注释。注音标出该字的拼音，如刈（yì）等，解释力求准确妥帖，文字简洁明白，避免烦琐稽考和引证。

五、由于所辑医案时代跨度较大，其作者生活的地点亦不相同，因此对于同一药物，称谓不甚统一，为保存古书原貌，不便用现代规范的药名律齐。

六、文末附本书笔者所撰论文2篇，希冀帮助读者对胃脘痛医案的理解，以供参考。

诚然，笔者在编撰本书时花了很多精力，力求保证书稿的质量，但限于水平，书中缺点和不足之处在所难免，敬请读者指正。

陈永灿

2017 年 6 月

目　录

🌼 中气不足寒气客于胃肠病重案 🌼

两浙江淮都漕运使崔君长男云卿，年二十有五，体本丰肥，奉养膏粱，时有热证。友人劝食寒凉物，及服寒凉药，于至元庚辰秋，病疟久不除。医以砒霜等药治之，新汲水送下，禁食热物。疟病不除，反添吐泻，脾胃复伤，中气愈虚，腹痛肠鸣。时复胃脘当心而痛，不任其苦，屡易医药，未尝有效。至冬还家，百般治疗而不瘥。延至四月间，因劳役烦恼过度，前证大作，请予治之，具说其由。诊得脉弦细而微，手足稍冷，面色青黄而不泽，情思不乐，恶人烦冗，饮食减少，微饱则心下痞闷，呕吐酸水，发作疼痛，冷汗时出，气促闷乱不安，须人额相抵而坐，少时易之。予思《内经》云：中气不足，溲便为之变，肠为之苦鸣；下气不足，则为痿厥心冤。又曰寒气客于肠胃之间，则卒然而痛，得炅则已。炅者，热也。非甘辛大热之剂，则不能愈，遂制此方。

扶阳助胃汤：干姜炮，一钱半　拣参　草豆蔻仁　甘草炙　官桂　白芍药各一钱　陈皮　白术　吴茱萸各五分　黑附子炮去皮，二钱　益智仁五分，一方一钱

上㕮咀，都作一服，水三盏，生姜三片，枣子两个，煎至一盏，去渣，温服，食前。三服大势皆去，痛减过半。至秋先灸中脘三七壮，以助胃气。次灸气

海百余壮，生发元气，滋荣百脉，以还少丹服之，则喜饮食，添肌肉，润皮肤。明年春，灸三里二七壮，乃胃之合穴也，亦助胃气，又引气下行。春以芳香助脾，复以育气汤加白檀香平治之。戒以惩忿窒欲，慎言语，节饮食，一年而平复。

《内经》曰：寒淫于内，治以辛热，佐以苦温。附子、干姜大辛热，温中散寒，故以为君。草豆蔻仁、益智仁，辛甘大热，治客寒犯胃，为佐。脾不足者以甘补之，灸甘草甘温，白术、橘皮苦温，补脾养气。水挟木势，亦来侮土，故作急痛。桂辛热以退寒水，芍药味酸以泻木克土，吴茱萸苦热，泄厥气上逆于胸中。以为使也。（《卫生宝鉴》）

🔹【评议】 本例素食肥甘，滋腻碍胃，影响运化功能，时发热证，而后过服寒凉药食，又以砒霜治疟，以致脾胃受损，大伤中阳，遂致迁延不愈，脾胃更伤，中气不足，且寒气客于胃肠，故治以辛甘大热之剂而获效。扶阳助胃汤中附子、干姜、官桂、吴茱萸、草豆蔻、益智仁有扶阳散寒之功，人参、白术、甘草健脾益胃，土虚木贼，一味芍药酸以泻木柔肝，陈皮理气和胃，诸药共奏扶阳散寒、健脾养胃之功。另加用灸法，灸中脘、气海、足三里等，以顺四时，补中气，养元气。同时注意将息，节饮食，畅情志，缓图而愈。

素体脾虚伤湿受寒致胃痛
呕吐泄泻案

一人形长苍紫，素善食，喜啖肉。年近六十时，六月伤饥，又被雨湿。既而过食冷物，腹中疼胀呕吐。次年至期，前病复作。医作伤食，或作冷气，率用香燥消导之药，时作时止。第三年十月，病又作，食则胃脘厉痛。近来忽吐瘀血如指者三四条，大便溏泻，亦皆秒泻，又常屡被盗惊，今犹卧则惊癖。予诊左脉沉弱，右脉浮虚，但觉颇弦。次早复诊，左脉濡小无力，右脉虚豁。令用人参二钱，白术钱半，茯神、当归、生地、黄芪、酸枣仁各一钱，石菖蒲五分，山栀七分。五帖，觉力健而食进。尚嗳气，矢气未除，饮食少味。令人参加作三钱，白术加作二钱。服愈。(《石山医案》)

【评议】 本案患者年近六十，年老则脾胃功能下降，又喜肥甘厚腻之品，更易伤脾胃后天之本，雨淋受寒，又食冷物，终致病发，治疗之法未及脾虚之本，因此症情反复，到第三年脾虚更甚，其脉象"左脉濡小无力，右脉虚豁"即是明证。而"左脉沉弱，右脉浮虚，但觉颇弦"，尚兼有痰热，气血不安，而胃脘疼痛剧烈，甚吐瘀血，夜不得安寐。故处方以健脾益气、养血安神为主，少佐石菖蒲、山栀，以清痰热，和胃气。

🌸 妇人脾虚误治案 🌸

一妇年三十余，性躁多能，素不孕育，每啜粥畏饭，时或心痛，春正忽大作，或作气而用香燥，或作痰而用二陈，或作火而用寒凉，因粪结进润肠丸，遂泄不禁，小便不得独利。又发寒热，热则咳痰不止，寒则战栗鼓颔，肌肉瘦削，皮肤枯燥，月水不通，食少恶心，或烦躁而渴，或昏昏嗜卧，或小腹胀痛，诸治罔效。医皆视为死症，诣请予往治之，右脉浮大弦数，左脉稍敛而数，热来左右脉皆大而数，寒来脉皆沉微似有似无。《经》言脉浮为虚，脉大必病进。丹溪谓脉大如葱管者，大虚也。《经》又谓弦脉属木，见于右手，肝木克脾土也。又以数脉所主为热，甚症为虚。左脉稍敛者，血分病轻也。今患素畏饭者，是胃气本弱矣。心痛即胃脘痛，由脾虚不运，故胃脘之阳不降，郁滞而作痛也。泻泄不禁，小便不得独行者，盖阳主固，且《经》言膀胱者，津液之府，气化则能出矣，今阳虚不固于内，故频泄也，膀胱气虚不化，故小便不能独行也。又寒热互发者，盖气少不能运行而滞于血分，故发热；血少不得流利而滞于气分，故发寒。仲景曰阳入于阴则热，阴入于阳则寒是也。寒则战栗鼓颔者，阴邪入于阳明也。热则咳痰不已，阳邪入于阳明也。此则阴阳两虚，故相交并而然也。肌肉瘦削者，盖脾主身之肌肉，脾虚食少，故瘦削也。皮肤枯燥者,《经》曰脾主于胃,行其津液,脾虚不能运行津液,灌溉于肌表,故枯燥也。月水不通者,《经》曰二阳之病发心脾,男子少精,女子不月。二阳,手足阳明肠与胃也。阳明虚,则心脾皆失所养,而血不生,故不月也。食少恶心,躁渴,嗜卧,皆脾胃所生之症也。小腹胀痛者,乃阳虚下陷使然也。《经》曰阳病极而下是也。乃用人参五钱,黄芪四钱,白术三钱为君,升麻八分,茯苓一钱,猪苓、泽泻各七分为臣,苍术五分,香附七分为佐,归身七分,麦门冬一钱为使。煎服三帖不效。一医曰:此病不先驱邪,一主于补,所谓闭门留贼。一医曰:此属阴虚火动,今不滋阴降火而徒补气,将见气愈盛、火愈炽矣。风鉴①相其夫曰:奸门清白,必主丧妻;日者推其命曰:运限俱倒,其死必矣。其夫皱眉告予曰:每日扶之,似身渐重,皮枯黑燥,恐不济矣。予思仲景有曰泄利不止,五藏之阳虚于内;寒热互发,六府之阳虚于外。是则内外两虚,在法不治。所恃者,年尚壮,能受补而已。但病家宁可于死中求活,岂可坐以待毙!且补药无速效,今服药不满四五剂,即责以效,岂王道之医乎?因令勉服前药六七帖,寒已除,但热不减,汗出不至足。令壶盛热水蒸其足,汗亦过于委中矣。续后前症渐减,始有生意。

---

① 风鉴:指相人之术。

追思医谓不先去邪者，因其寒热往来也。然去邪不过汗、吐、下三法。今病自汗、吐痰、泄利三者俱矣，再有何法而施乎？且病有实邪、有虚邪，虚可补而实可泻。今病属虚，而以实邪治之，虚虚之祸，咎将谁归？谓当滋阴降火，因其月事不通，病发于夜也。且服降火药，遂小腹胀而大便泄，是不宜于此矣。殊不知滋阴降火，皆甘寒苦泻之剂。今病食少、泄利，明是脾虚，且脾胃喜温而恶寒，今泥于是，宁不愈伤其胃而益其泄乎？吁，危哉！故不敢不辩。（《石山医案》）

🏵【评议】 此妇人素来性情易急躁，肝气郁结，脾虚运化失常，时发胃脘痛，误治后症见自汗、吐痰、泄利三者均现，并见皮肤枯燥，月事不通，烦躁，寒热往来，右脉浮大弦数，左脉稍敛而数，热来左右脉皆大而数，寒来脉皆沉微似有似无。脉浮为虚，脉大则病进。很多医家认为死症，汪氏诊病重视四诊合参，尤长于脉诊和望诊。他认为本案主症食少、泄利，病机脾气虚为本，并非邪实。若祛邪乃汗、吐、下三法，病人自汗、吐痰、泄利均见，则不宜用之。汪氏以益气养血，健脾渗浊之法治之，初三剂效果不明显，其他医家众说纷纭，汪氏则认为健脾益气起效较慢，当从长计议，坚持虚则补之的原则，方才取得疗效，乃救妇人之危疾也。

妇人心脾肿痛误治致六脉如丝欲绝案

上舍①孙履学长子室，素怯弱，产后患疥疮，年余不愈。因执丧旬月，每欲眩仆。一日感气，忽患心脾高肿作疼，手不可按，而呕吐不止，六脉微细。或见其形实，误认诸痛不可补气，乃用青皮、木香、五味、吴茱萸等药而愈。继复患疟且堕胎，又投理气行血之药，病虽去，元气转脱，再投参芪补剂，不应矣，六脉如丝欲绝。迎予至，诊之曰：形虽实而脉虚极，反用理气之剂，损其真气故也。连投参、芪、归、术、附子、姜、桂二剂，间用八味丸，五日寝食渐安，六脉全复。此症若心脾疼痛时，即服此等药，痛亦不作矣。(《校注妇人良方》)

【评议】《顾氏医镜》云："心下痞痛，按之则止，色悴声短，脉来无力，虚也。甚则胀极而不得食，气不舒，便不利，是至虚有盛候。"明代李中梓《医宗必读》："大实有羸状，误补益疾，至虚有盛候，反泻含冤。"本案中妇人素体气血虚弱，适逢产后患疥疮不愈，又遇劳神伤心之事，发为"心脾高肿作痛"等，误用理气行血之药，损其真气，致六脉如丝欲绝之危候。幸得后来连用补益温阳之剂以复六脉，彰显医者辨证识脉之精准，令人折服。

---

① 上舍：古代对一般读书人的尊称。

🌸 妇人肝火伤脾案 🌸

一妇人每怒，心腹作痛，久而不愈。此肝火伤脾气也。用炒山栀一两，生姜五片，煎服而痛止；更以二陈加山栀、桔梗，乃不发。（《校注妇人良方》）

【评议】 本案患者性情急躁，肝阳偏亢，伤及脾气，以致运化失常，胃脘作痛，且每遇情志不畅，引动肝火，乘脾而反复发作。山栀一味，其味苦寒，入心、肝、肺、胃经，可清上、中、下三焦之火。炒山栀就是将碾碎的栀子，置锅内用文火炒至金黄色，取出，放凉。目的是缓和药性，以免伤及脾胃。配以生姜五片，入肺、胃、脾经，以其辛温制约山栀苦寒之性，并助脾胃之运化功能，如此则清肝火而不伤脾胃。二陈汤方出宋代《太平惠民和剂局方》，由半夏、陈皮、茯苓、甘草、生姜等熬制而成，功效燥湿化痰、理气和中，加山栀子、桔梗，清肝火，调气机，方获痊愈。

🌸 归脾汤加炒山栀治妇人 🌸 心腹作痛案

一妇人怀抱郁结，不时心腹作痛，诸药不应，用归脾汤倍加炒山栀而愈。（《校注妇人良方》）

【评议】 归脾汤原方出自宋代严用和《济生方》，但方中无当归、远志，至明代薛己补此二味，使其养血宁神之效更增。归脾汤有益气补血、健脾养心之效，倍加炒山栀清肝解郁。以方测证，本案中妇人素有心脾两虚，情志不畅，郁结不舒，久而化火，更伤心脾而致心腹作痛。"诸药不应"，乃未抓住心脾虚而肝郁热之本耳。

补中益气汤加味治愈心腹疼痛怪脉案

陈湖陆小村母，久患心腹疼痛，每作必胸满呕吐，手足俱冷，面赤唇麻，咽干舌燥，寒热不时，月余竟夕不安，其脉洪大，众以痰火治之，屡止屡作。追乙巳春，发频而甚，仍用前药反剧。此寒凉损真之故，内真寒而外假热也。且脉息洪弦而有怪状，乃脾气亏损，肝木乘之而然，当温补胃气。遂用补中益气汤加半夏、茯苓、吴茱萸、木香，一服熟寐彻晓，洪脉顿敛，怪脉顿除，诸症释然。（《校注妇人良方》）

【评议】 所谓真寒假热是指内有真寒而外见假热的证候。其产生机制是由于阴寒内盛，格阳于外，阴阳寒热格拒而成，又称"阴盛格阳"。其临床表现是身热，面红，口渴，脉大，似属热证；但身热反欲盖衣被，口渴喜热饮，饮亦不多，脉大而无力，并且还可见到四肢厥冷，下利清谷，小便清长，舌淡苔白等一派寒象。案中脉洪弦有怪状，实乃脾气亏虚，肝木乘之而引起，因此方投补中益气汤加味治疗而取速效。

妊娠妇人客寒犯胃不忌半夏案

东垣治一妇人，重娠六个月，冬至因恸哭，口吸风寒，忽病心痛不可忍，浑身冷气欲绝。曰：此乃客寒犯胃，故胃脘当心而痛。急与草豆蔻、半夏、干生姜、炙甘草、益智仁之类。或曰：半夏有小毒，重娠服之，可乎？曰：乃有故而用也。

岐伯曰：有故无殒，故无殒也。服之，愈。（《名医类案》）

● **【评议】**《素问·六元正纪大论》："黄帝问曰：妇人重身，毒之何如？岐伯曰：有故无殒，亦无殒也。帝曰：愿闻其故，何谓也？岐伯曰：大积大聚，其可犯也，衰其大半而止。有故无殒，亦无殒。""有故无殒，亦无殒也"就是"有病则病受之"。当人体有病时，疾病承担药物的药性和毒性，不会损伤人体，即使妊娠也不会损伤妇人及胎儿。《金匮要略》中有干姜人参半夏丸可治妊娠呕吐不止之记载，可见半夏虽有小毒，只要药用恰当，时机准确，亦可母子无害也。

治脘痛呕哕厥逆案

滑伯仁治一妇人，盛暑洞泄里，厥逆恶寒表，胃脘当心而痛，自腹引胁，转为滞下，呕哕不食。医以中暑霍乱疗之，益剧。脉三部俱微短沉弱，不应呼吸。曰：此阴寒极矣。不亟温之，则无生理。舍时从症。《内经》虽曰用热远热。又曰有假其气，则无禁也。于是以姜、附温剂三四进，间以丹药，脉稍有力，厥逆渐退。更服姜、附七日，众症悉去。遂以丸药除其滞下而安。先固其原，乃攻其邪。（《名医类案》）

🌀【评议】　本案虽盛暑泄泻，仍胃脘当心而痛，厥逆恶寒，呕哕不食。其病机总由阳气内衰，阴寒独盛，气血突然逆乱，升降出入失常，阴阳气不相顺接而致。遂以姜、附温剂以祛里寒，得有生机。

🌸 痰饮作祟成心脾痛案 🌸

　　许文懿公因饮食作痰，成心脾疼，后触冒风雪，腿骨痛。医以黄牙岁丹、乌、附等药治，十余年艾灸万计，又胃寒而病加，胯难开合，脾疼时，胯痛稍止，胯痛则脾疼止。初因中脘有食积痰饮，续冒寒湿，抑遏经络，气血不行，津液不通，痰饮注入骨节，往来如潮，涌上则为脾疼，降下则为胯痛。辨证精确在此。须涌泄之。时秋深，而以甘遂末一钱入猪腰子内，煨食之，煨肾散方。连泄七行，次早，足便能步。下之见效。后呕吐大作，不食烦躁，气弱不语。似乎虚。《金匮》云：病人无寒热而短气不足以息者，实

也。此一转难极，非细心审症不能。其病多年郁结，一旦泄
之，徒引动其猖狂之势，无他制御之药故也。仍以吐
剂达其上焦，次第治及中下二焦，连日用瓜蒂、藜
芦、苦参，俱吐不透而哕躁愈甚。乃用附子尖三枚，
和浆水与蜜饮之，方大吐膏痰一大桶。以朴硝、滑
石、黄芩、石膏、连翘等一斤，浓煎，置井中，极冷
饮之，四日服四斤。此等用药，非神明不能。后腹微满，
二溲秘，用凉药而二溲秘，为实。脉歇至于卯酉时。夫卯
酉为手足阳明之应，手阳明大肠在卯，足少阴肾在酉，此乃
胃胃乃肾之关与大肠有积滞未尽，当速泻之。俗医看歇至
脉，则云元气脱矣。歇至属积滞者有之，但有时候。群医惑阻，
乃作紫雪，二日服至五两，神思稍安，腹亦减安。后
又小溲闭痛，饮以萝卜子汁半盂，得吐，立通。又小
腹满痛，不可扪摸，实证，神思不佳，以大黄、牵牛
等分，水丸，服至三百丸，下如烂鱼肠二升许，神思
稍安。诊其脉不歇，又大溲迸痛，小腹满闷，又与前
丸百粒，腹大绞痛，腰胯重，眼火出，不言语，泻下
秽物如柏油条一尺许，肛门如火，以水沃之。自病半
月，不食不语，至此方啜稀粥，始有生意，数日平
安。自呕吐至安日，脉皆平常弦大。次年，行倒仓
法，痊愈。合痰症虞恒德案看方妙。（《名医类案》）

●【评议】 本案心脾疼乃痰饮所致。痰饮为有形
之阴邪，痰饮形成以后，具有湿浊黏滞特性，既可阻
滞气机，影响经脉气血运行，又可表现病证缠绵难

愈。由于痰饮可停留于人体各部，特别是痰可随气流行，无处不到，因此临床表现繁杂。随着痰饮停留的部位不同，表现出不同的病证特点。痰停于胃，胃失和降，则胃脘痞满，恶心呕吐痰涎；痰在经络筋骨，可致瘰疬痰核，肢体麻木，或半身不遂，或成阴疽流注等。倒仓法为攻里之剂，组成：黄牡牛肉（肥嫩者二、三十斤)，主治：陈垢积滞。归经：足太阴、手足阳明药。本案痰饮积滞日久，症状反复，变化多端，非临证经验丰富者，岂能有如此准确辨证用药。

🌸 清空膏治愈火郁心痛案 🌸

一妇，因久积忧患后心痛，食减羸瘦，渴不能饮_{气分}，心与头更换而痛，不寐，大溲燥结。与四物汤加陈皮、甘草百余帖_{亦稳}，未效。朱曰：此肺久为火所郁_{病久属郁火}，气不得行，血亦蓄塞，遂成污浊，气壅则头痛，血不流则心痛，通一病也。治肺当自愈。遂效东垣清空膏例，以黄芩细切，酒浸透，炒赤色，为细末，以热白汤调下，头稍汗，十余帖汗渐通身而愈_{以汗解，奇}。因其膝下无汗，瘦弱脉涩，小溲数，大溲涩，当补血以防后患，以四物汤加陈皮、甘草、桃仁、酒芩服之。(《名医类案》)

🌸【评议】 本案中所效李东垣之清空膏，方出

13

《兰室秘藏》卷中，组方：川芎五钱，柴胡七钱，黄连一两炙（炒），防风一两炙（去芦），羌活一两炙，甘草一两五钱，细挺子黄芩三两（去皮，锉，一半酒制，一半炒）。《成方便读》：此方用羌、防、柴、芎之入肝搜风者，上行而解散其邪，即以酒炒芩、连之苦寒，先升后降，以逐其火。甘草缓急调中，协和各药。用茶者，取其禀至清之气，能除上焦之浊垢下行耳。案中妇人久积忧患心痛，心痛头痛，时作时休，病机实属病久郁火扰乱，病位在肺，因此治肺则愈。酒炒黄芩研末，以热白汤送服，方可清解肺中郁火，紧扣病机立法处方，方能获效。因妇人瘦弱脉涩，阴血亏虚症状明显，以四物汤加减补血以固其本，防止复发。

❀ 心脾疼寒热错杂案 ❀

一妇春末心脾疼，自言腹胀满，手足寒过肘膝，须绵裹火烘，胸畏热，喜掀露风凉亦属郁火，脉沉细涩，稍重则绝，轻似弦而短，渴喜热饮血分，不食。以草豆蔻辛温丸三倍加黄连苦寒、滑石、神曲为丸，白术为君，茯苓为佐，陈皮为使，作汤下百丸，服至二斤而愈。（《名医类案》）

❀【评议】 草豆蔻丸来源于《脾胃论》卷下，主治：脾胃气虚，恶风怕寒，耳鸣，腰背疼痛，鼻息不通，不闻香臭，额寒脑痛，目眩，食入反出，心胃疼痛，咽膈不通，四肢厥逆，身体沉重，不能转侧，头项转动不利。因其郁火内扰，遂加黄连、滑石、神曲以清郁火，白术、茯苓、陈皮共用，以健脾益气，痛胀自除。

桃仁承气汤治胃脘大痛案

虞恒德治一男子，年三十五，胃脘作痛久矣，人形黄瘦，食少，胸中常若食饱。求治，与加味枳术丸，不效，而日渐大痛，叫号声彻四邻，自分死矣。与桃仁承气汤，若非大痛叫号，承气断不可用。此症亦急则治标之故。作大剂与之，连二服，大下瘀血四五碗许，困倦不能言者三日，教以少食稀粥，渐次将理而安。琇按：瘀血不下，定成血膈，幸其人尚少壮，可用承气，否则以四物入桃仁、红花、五灵脂、归尾、酒大黄、韭汁为妥。（《名医类案》）

●【评议】 本案中男子正当壮年，正气存内，瘀血内结，正邪搏结，已成蓄血之症，胃脘作痛大作，不可忍，急则治其标，以桃仁承气汤破血逐瘀，清热润燥，祛除急结之坚块，故"大下瘀血四五碗许"。本方药性峻猛，攻下破结之力大，临床应中病即止，并调理康复。

❀ 一服饮治愈数年心脾疼痛案 ❀

福唐梁绲，心脾疼痛，数年不愈，服药无效。或教事佛，久之梦神告曰：与汝良剂，名一服饮，可取高良姜<small>逐寒</small>、香附子<small>散气</small>等分，如本条修制，细末二钱，温陈米饮送下，空心服为佳，不烦再服。已而果验，后常以济人，皆效。《类编百一选方》云：二味须各炒，然后合和，同炒即不验。（《名医类案》）

❀【评议】 本案中假借梦神之说疗疾，一服饮来源《医说》卷三，又称二妙香良散，实良附丸耳。药用高良姜、香附子各等分为细末。每服6克，空腹时用温陈米饮下。方中高良姜辛温归脾经、胃经，功效温胃散寒，消食止痛。香附味辛、微苦、微甘，性平。归肝、脾、三焦经。有行气解郁，调经止痛之功，故本方宜用于胃寒作痛。《本草汇言》谓本方独用、多用、久用，耗气损血，因此凡气虚无滞、阴虚血热者应忌服。

❀ 积冷于中致脾疼案 ❀

张思顺，盛夏调官都城，苦热，食冰雪过多，又饮木瓜浆，积冷于中，遂感脾疼之疾，药不释口，殊无退证。累岁，日斋一道人。适一道人曰：但取汉椒二十一粒，浸于浆水碗中一宿，漉出，还

以水浆吞之，引经佐使妙用，可以触类。若是而已。张如所戒，明日，椒才下腹即脱然，更不复作。（《名医类案》）

🐚【评议】 盛夏贪凉饮冷，重伤脾胃，寒积于中，因此导致胃脘疼痛不适，药不离口。汉椒又名花椒，《长沙药解》谓其入足阳明胃、足厥阴肝、足少阴肾和足太阴脾。功效温中止痛，除湿止泻，杀虫止痒。今用治脾疼之疾，即取温中祛冷止痛之效也。

🌺 心脾二经阴血虚生内热心脾疼案 🌺

江汝洁治会中夫人，病心气痛甚剧，医治不效。江视其症，乃心脾疼也。夫心主血，脾裹血，二经阴血虚，生内热耳。以阿胶一钱五分，滋二经之虚；白螺蛳壳火煅一钱五分，以泻二经之火。二味为末，好酒调服一二盏，即愈。（《名医类案》）

🐚【评议】 心主血，是对心主行血和心主生血的概括，指心有总管一身血液运行和生成的作用。《难经·四十二难》谓脾"主裹血，温五脏"，脾主中焦，化生营气，营行脉中。心脾二经阴血亏虚而致内热，阿胶一味滋阴养血，白螺蛳壳清泻二经之火。药味虽少，功效专一，因此可除心脾疼也。

痰在膈上胃脘连胸胁痛案

匡掌科夫人，年三十余，病胃脘连胸胁痛，日轻夜甚，两寸关弦滑有力。医皆以积滞凝寒，用发散及攻下之剂，不效。继用铁刷散、四磨饮等方，并莫应。及用汤水，皆吐而不纳，经日不食，痛益甚。非痰而何？一医谓五灵脂、没药素用有效，试用酒调，病者到口便吐，随吐出绿痰两碗许，痛即止，纳饮食。此盖痰在膈上，攻下之不去，必得吐法而后愈。(《名医类案》)

【评议】 胃脘连胸胁痛，日轻夜甚，两寸关弦滑有力，脉象提示痰饮作祟，前医以发散、攻下或理气之品均不效。细辨病机为痰饮聚于膈上，阻滞气机，气机不利，遂致胃脘连及胸胁痛，痰饮根本不除则诸症不减。陈无择云：饮脉皆弦微沉滑。或云：左右手关前脉浮弦大而实者，膈上有稠痰也，宜吐之自愈。因此，运用涌吐剂逐出膈上之痰后，疼痛立即停止，并能进食。

桃仁承气汤去芒硝治心脾痛案

江篁南治一妇，患心脾疼，弱甚。医以沉香、木香磨服之，其痛益增，且心前横痛，又兼小腹痛甚。其夫灼艾灸之，痛亦不减。江以桃仁承气汤去芒硝投

之，一服而愈。（《名医类案》）

❀【评议】 本案患者心脾疼投以理气之剂痛增，心前横痛并兼小腹痛甚，以艾灸温之无效，细察病机，从小腹结血论治，泻其瘀血，故一服而愈。去芒硝者，虑其身体"弱甚"，攻不伤正。

❀ 反佐法治愈六脉弦数心脾痛案 ❀

江应宿治中年男子，患心脾痛，积十年所，时发则连日呻吟，减食。遍试诸方，罔效。诊之，六脉弦数弦数为火郁。予曰：此火郁耳。投姜汁炒黄连、山栀泻火，为君；川芎、香附开郁，陈皮、枳壳顺气，为臣；反佐以炮姜从治反佐妙，一服而愈。再与平胃散加姜炒黄连、山栀、神曲，糊丸，一料刈①其根，不复举矣。（《名医类案》）

❀【评议】 反佐法系一种反治法。有两种含义：一是处方中药物组成的反佐法，即寒药中佐以热药，热药中佐以寒药，作为药引；《伤寒论》中的白通加猪胆汁汤，引用猪胆汁即为此意；二是汤药内服的反佐法，即热药冷服，寒药温服，以避免格拒现象的出现。《黄帝内经》言"治热以寒，温而行之；治寒以热，凉而行之"，即是此意。本案中的反佐是指前者而言。六脉弦数为火郁之象，君药以姜汁黄连、山栀

---

① 刈（yì意）：割。

泻火，臣药以川芎、香附开郁，陈皮、枳壳顺气。反佐以辛温之炮姜，一防苦寒太过，伤及脾胃，二引君臣之品，开郁散火。

🌺 痰郁化火致胃脘痛呕吐案 🌺

周芦汀乃眷，患胃脘痛，手心热，呕吐不食者四日，昼夜叫痛不辍声，脉则两手皆滑数。予谓当以清热止痛为先，故先与清热止痛末药二钱令服之，不一饭顷，痛遂止而睡。家人皆色喜。予曰：未也，此火暂息耳，其中痰积甚固，不乘时而下之，势必再作。因与总管丸三钱，服下腹中微痛，再服二钱，又睡至天明乃寤，而腹痛亦止。大便下痰积甚多。次日以二陈汤，加枳实、姜黄、香附、山栀、黄连与之，服后胃脘之痛全止，惟小腹略觉膨脝①。予谓其痰积未尽也。再与总管丸三钱，夜服之，天明又行一次，痰积之下如前，而胃脘之痛亦绝不发矣。（《孙文垣医案》）

🌺【评议】 本案胃脘痛，痰郁化热是其病理症结所在。"急则治其标，缓则治其本"，首诊患者手心热，呕吐不食四日，且疼痛不分昼夜，难以忍受，脉来滑数，系痰郁化火，痰邪内阻气机，火性炎上，致胃气不降，反而上逆造成呕吐不食，治当清热止痛为

---

① 膨脝（hēng 亨）：亦作"膨亨"。腹部膨大貌。

先；继则除积痰以断其病根。总管丸用药虽不详，功能当以化痰去积为主。二陈汤加味化痰健脾，以固其本，防止复发。

小建中汤生姜易香附治愈胃脘痛案

张一尹近川翁。始以内伤外感，过服发散消导之剂，致胃脘当心而痛，六脉皆弦而弱，此法当补而敛之也。白芍药酒炒五钱，炙甘草三钱，桂枝一钱半，香附一钱，大枣三枚，饴糖一合，煎服一帖而瘳①。（《孙文垣医案》）

【评议】 从本案的处方看，实为小建中汤中生姜易香附而成，小建中汤方出《伤寒论》，药用：饴糖、桂枝、芍药、生姜、大枣、炙甘草，功效温中补虚，和里缓急。患者胃脘疼痛，曾"过服发散消导之剂""六脉皆弦而弱"，胃气虚弱可知。故治疗当"补而敛之"，生姜易香附，既防发散太过，又能解郁止痛。

郁火所致胃脘痛误治案

陈五山，胃脘疼，医作劳倦治，不效。又医作寒

① 瘳（chōu 抽）：病愈。

气治，而用刚燥，痛转极。又医以巴豆丸下之，大泻皆水，亦无积滞之物，痛虽稍减，然面有虚浮，胸痞足肿。又张医以人参、白术各二钱，大补脾胃，则痰嗽气逆，上膈热甚，喉咙干燥，右胁不能帖席，大便一日二三行。因向被巴豆丸泻起，迨今七日，犹泻不止，饮食大减。延余为治，诊两寸濡弱，两关滑，两尺洪大。予曰：据症，原起于郁火，乱投汤剂，大推大搬，以致加重。若平平治之，自当寻①愈。二陈汤加姜连、枳实、姜黄、桔梗、萝卜子、前胡，一帖而热嗽除，右胁亦可帖席。再剂而饮食进，大便实。其晚又为怒气所加，痰嗽胁痛如旧，且多烦躁。改用橘红、贝母、瓜蒌、茯苓、山栀子、前胡、青皮、甘草、桑白皮、萝卜子，水煎，饮之而平。（《孙文垣医案》）

● 【评议】 本案胃脘痛缘起于郁火，前医误作劳倦、寒气、虚弱等治疗，或以刚燥，或补中，或泻下为主，不但脘疼未愈，兼症蜂起。孙氏认为只要抓住郁火这一病机，清郁火，化痰浊，气顺而平。药虽平淡无奇，却卓然有效，值得效法。

胃脘疼痛伴头晕舌麻案

灵岳乃眷，胃脘疼痛，手心热，头晕，舌麻，两

---

① 寻：旋即，不久。

太阳痛，背心亦胀，内热而外恶寒，必厚被盖覆，得微汗乃解。二陈汤加桔梗、杏仁、桑白皮、枳壳、青皮、白芥子、萝卜子、酒芩煎服两帖，舌竟不麻。晚因食鸡过多，膈上气滞。二陈汤加萝卜子、枳实、山楂、川芎、香附、酒连，调理痊愈。（《孙文垣医案》）

❀【评议】 怪病多因痰作祟。本例痰阻气机，胃气不和，遂发胃痛；痰热内蕴，气血不利，故手心热，头晕，舌麻，太阳痛，背心胀。孙氏治痰喜用二陈汤加味，二陈汤燥湿化痰，理气和中，乃治痰经典名方。

❀ 瘀血致胃脘当心而痛案 ❀

族弟应章，胃脘当心而痛，手不可近。疑有瘀血使然。玄胡、五灵脂、牡丹皮、滑石、川芎、当归、甘草、桃仁、桔梗、香附，水煎，临服加韭菜汁一小酒杯。其夜痛止，得睡，饮食亦进，惟大便下坠，逼迫不安。此瘀血已动，欲下行也。前剂减去韭菜汁，一帖全安。（《孙文垣医案》）

❀【评议】 本案"胃脘当心而痛，手不可近"，孙文垣以为"瘀血使然"，瘀血留滞阻络，不通则痛。故处方中以五灵脂、牡丹皮、川芎、当归、桃仁祛瘀活血，元胡、香附、滑石、桔梗、甘草理气化浊。韭菜汁功擅活血润下，用之甚妙。瘀血一除，则脘痛亦止。

血虚气滞胃脘痛甚案

孙文约孺人，年八十有三，胃脘疼痛，手不可近。腹中饥而饮食不能下。两寸关脉滑大，两尺沉弱，此血虚气滞也。先予积气丸，一服而痛减半，再用生白芍药、山栀子、五灵脂各一钱，酒炒白芍药二钱，粉草、山楂、香附各八分，一帖全安。(《孙文垣医案》)

【评议】 高年血虚，加上情志不遂，气机阻滞，横逆犯胃，胃失和降，而发生"胃脘疼痛，手不可近"，急则治标，先予积气丸理气散积止痛，一服而痛减半。再以白芍、甘草、香附、栀子清里，山楂、五灵脂养血祛瘀导滞，乃"一贴全安"。

胃脘痛带下经水一月二至案

朱桃源内人，胃脘痛，年五十有二，经水尚行不止，一月且二至，每至十余日不净。白带淫淫下，常苦梦遗，近又眩晕。先与积气丸一帖，以止胃脘之痛。再以逍遥散，加石莲子、莲花心、五倍子，炼蜜为丸，每早晚白汤送下二钱，梦遗竟绝。(《孙文垣

医案》)

❀【评议】 此案证属肝脾不调型，忧思恼怒，肝失疏泄，气机阻滞，横逆犯胃，胃失和降，而发生胃痛。肝脾不调，年过五十经水反多，一月二至，带下绵绵。治以逍遥散解郁理气，调和肝脾，加石莲子、莲花心、五倍子健脾清心敛带。药后效果明显。

❀ 小建中汤加减治心脾痛两腿生疮案 ❀

吴见南令郎心脾痛，因劳倦而致，每痛必得可口之物压之立止。两腿生疮。右脉滑，左脉弱。以白芍药三钱，甘草一钱五分，白蒺藜、碧胡麻各一钱，当归、黄柏各八分，石菖蒲、白茯苓各六分，四剂而痛止。仍用小建中汤，减去桂枝，加黄柏、苍耳子、白蒺藜、何首乌，炼蜜为丸，服之，疮亦寻愈。(《孙文垣医案》)

❀【评议】 本案心脾痛，因由劳倦所致，而劳倦内伤脾胃，今得食痛止，更证脾胃虚损。患者两腿生疮，兼有湿热留滞，故孙氏取小建中汤加减，温中补虚，和里缓急而止痛。继用原法加黄柏、苍耳子、白蒺藜等，清热利湿，疮疡亦愈尔。

❀ 肝脾相胜致胃脘痛百治不效案 ❀

吴鹤洲如夫人，病胃脘痛，医有认为虫者，有认为火者，又有认为痰、为气、为食、为虚、为血、为寒者。诸说纷纷，百治不效，群然指为怪疾。请予诊，两手大而无力，皆六至，予曰：岂怪耶？肝脾相胜之症耳。东垣治例，腹痛以芍药为君，恶热而痛，加黄柏效，效此法则治当万全矣。白芍四钱，一半生一半酒炒，伐肝补脾为君，大甘草二钱，一半炙一半生，缓肝补脾为臣，山楂为佐，炒黑山栀仁、五灵脂各一钱，止痛为使，三帖而病愈。鹤洲公喜曰：君真能用药神而降病怪者也，嘻！（《孙文垣医案》）

●【评议】 此案胃脘痛他医众说纷纭，百治不效，而孙氏诊后直接判定"肝脾相胜之症"，治疗大法为补脾伐肝，处方实为芍药甘草汤为主，调和肝脾，缓急止痛。加山栀、五灵脂、山楂通络和胃止痛。"三贴而病愈"。足见孙氏诊治胃脘痛经验丰富，用药恰到好处。

🌸 胃脘痛痛彻于背案 🌸

吴仰玄先生，患胃脘痛，痛则彻于背，以手重按之少止，痛时冷汗如雨，脉涩，此气虚而痛也。以小建中汤加御米壳服之而愈。（《孙文垣医案》）

●【评议】 关于小建中汤，张仲景在《伤寒论》中治"伤寒二三日，心中悸而烦焉"，在《金匮要略》中治"虚劳里急"，其功效则一，补虚建中耳。

本案患者胃痛彻背，痛时冷汗，重按缓解，乃中焦虚寒之痛，故投小建中汤加御米壳以温中益气，宽胸和胃，缓急止痛。

益气健脾暖肝和胃治心口痛案

万历壬寅六月间，家君年五十三矣，患心口痛，呕食面黄。诊之脉细弦数六至余。即灸气海、乳根各数壮，服补中益气汤加吴萸、姜炒黄连、山栀二三十帖。又以四君加减丸补脾，遂愈。明年天旱，家贫车戽力罢①，复吐酸如前，再服前剂及八味丸而安。（《慎柔五书》）

【评议】 本案患者心口痛，呕食面黄，脉细弦数，证属脾胃虚弱，故药用补中益气汤、四君加减丸之类，以补脾益气，遂愈。病久复发，脾病下及肝肾，再加八味丸而安。盖八味丸功擅补肝肾，暖丹田，聪耳目，老人常服益寿延年。

中虚胃痛舍脉从症案

一妇人，年五十余。素有心疼，久已疏矣。七月间，旧病忽作，医以宽中导气、削坚攻血等剂，致中气愈虚，不思饮食，神惫，迎予视之，已五六十日不

① 车戽力罢：戽（hù护），灌溉汲水。车戽力罢指劳累过度。

食。诊之，六脉俱沉，惟脾胃弦细，似有神，寻亦难得；外证则心口痛，左胁胀硬，呕苦酸水，但能饮清汤，如吃米汤一口，即饱胀不胜，正木来克土之证也。然其人脉病虽笃，面色、肌肉犹不甚脱，忆古人凭证不凭脉之语，投以异功散加吴茱萸、干姜，佐以姜炒山栀三分。二帖，病去十五，再二帖而愈。（《慎柔五书》）

⬤【评议】 本案患者病程较长，神愈，已五六十日不食，诊"六脉俱沉"，病情似危笃。然"面色、肌肉犹不甚脱"，尚有救治之机。胡慎柔认为，心口痛、左胁胀硬、呕苦酸水等，乃脾弱肝旺，木来克土之证，故方选异功散加吴茱萸、干姜、炒山栀，健脾理气，兼平肝火。

降火生津下气止痛方治胃脘痛案

子坚玉体清和，从来无病。迩①因外感之余，益以饥饱内伤，遂至胸膈不快，胃中隐隐作痛，有时得食则已，有时得食反加。大便甚难，小水不畅。右关之脉，乍弦乍迟，不得调适，有似锢疾之象。用药得当，驱之无难。若岁久日增，后来必为大患。大意人身胃中之脉，从头而走于足者也，胃中之气，一从小肠而达于膀胱，一从小肠而达于大肠者也。夫下行之

———————
① 迩（ěr尔）：近。

气，浊气也。以失调之故，而令浊气乱于胸中，干其清道，因是室塞不舒。其始本于病时，胃中津液，为邪火所烁，至今津液未充，火势内蕴，易于上燎，所以得食以压其火则安。然邪火炽，则正气消。若食饮稍过，则气不能运转其食，而痛亦增，是火不除则气不复，气不复则胃中清浊混乱，不肯下行，而痛终不免也。病属胃之下脘，而所以然之故，全在胃之中脘。盖中者，上下四傍之枢机。中脘之气旺盛有余，必驱下脘之气，入于大小肠，从前后二阴而出，惟其不足，所以反受下脘之浊气而挠指也。夫至人之息以踵①，呼之于根，吸之于蒂者也。以浊气上干之故，究竟吸入之气，艰于归根。且以痛之故，而令周身之气，凝滞不行，亦非细故也。为订降火生津下气止痛一方，以为常用之药。尚有进者，在先收摄肾气，不使外出，然后浊气之源清，而膀胱得吸引上中二焦之气以下行，想明哲知所务矣！

胡卣臣先生曰：言一病即知其处，既知其处矣，又知其上下正反之因，犹珠玉之光，积而成炤，非有意映重渊连赤极也。（《寓意草》）

● 【评议】 喻氏对于中焦脾胃认识颇为深刻，案中胃脘痛一病，知其病因，又知其病机变化，旁及上下左右诸脏腑，着重指出胃中之气在三焦枢机里的核

————————

① 息以踵：（上古真人）呼吸达到脚后跟。语出《庄子》："真人之息以踵，众人之息以喉。"

心地位，辨析清晰入理。观其医案，据理用方，定然无不效之理。

劳伤中气致胃脘痛案

大学士徐元扈夫人，胃脘痛，初以气治，次以食治，继以火治，总不见效，痛至昏昏聩，良久复苏。延家君治之曰：夫人尊恙，非气、非食，亦非火也。由劳碌太甚，中气受伤，脾阴弱而不化，胃阳衰而不布。阴阳并虚，仓廪壅滞，转输既弱，隧道失运，所以浊清相干，气血相搏而作痛者。若用消导则至高之气愈耗；误投寒剂，则胃脘之阳益伤。为今之计，非补不可。虽云痛无补法，此指邪气方锐者言也。今病势虽甚而手按略止，脉气虽大而重按稍松，则脉症俱虚，不补而何。用六君子汤加香附、砂仁，一剂而眩定痛止。（《旧德堂医案》）

【评议】 案中虽云"痛无补法"，但不拘泥于古法，谨察病机，辨证论治，按虚者补之的治法用药，胃脘痛一剂即失。《叶选医衡·卷下·痛无补法辨》中："凡痛而胀闭者多实，不胀不闭者多虚；痛而拒按者为实，可按者为虚；喜寒者多实，爱热者多虚；饱而甚者多实，饥而甚者多虚；脉实气粗者多实，脉虚气少者多虚；新病壮年者多实，愈攻愈剧者多虚。痛在经者脉多弦大，痛在脏者脉多沉微，必普脉证而察之，则虚实自有明。辨实者可利，虚者亦可利乎？不当利而利之，为害不浅。凡治表虚而痛者，阳不足也，非温经不可。里虚而痛者，阴不足也，非养营不可。上虚而痛者，心脾实伤也，非补中不可。下虚而痛者，脱泄亡阳也，非速救脾肾温补命门不可。夫以温补而治痛者，非不多也，奈何医者专执痛不可补气之说，岂良法哉？"所言甚是。今患者劳碌太甚，中气受伤，脾胃衰弱，且"病势虽甚而手按略止，脉气虽大而重按稍松"，自可补中健运之！

火郁肝血燥致胃脘痛伴呕吐酸水案

吴维师内患胃脘痛，叫号几绝，体中忽热忽止，觉有气逆左胁上，呕吐酸水，饮食俱出。或疑停滞，或疑感邪，或疑寒疑，或疑痰积。予脉之弦数，重按则濡，盖火郁肝血燥耳。与以当归、芍药、地黄、柴胡、枣仁、山药、山萸肉、丹皮、山栀、茯苓、泽泻，顿安。唯胃口犹觉劣劣，用加味归脾汤及滋肝补肾丸而愈。

列症中既云觉有气逆左胁上，呕吐酸水，则即不知脉而第以症验之，已明明是肝血燥痛矣，何诸医议论纷纭，茫无确见乎？想缘此症，在四明东庄以前，无人阐明其义耳。然试问四明、东庄两家，从谁氏医案中参究得来耶？（《东庄医案》）

● 【评议】 案中东庄据症按脉诊治，言之病机乃火郁肝血燥，治法为疏肝养血、清解郁火，药用归芍地黄汤为主，当归、芍药、枣仁养血柔肝，柴胡、山栀疏肝清解郁火，地黄、山药、山茱萸、丹皮、茯苓、泽泻合用滋补肝肾之阴，药后即好转，继以加味归脾汤及滋肝补肾丸善后，不离病机之本。《虚损启微·卷上·诸虚见症》记载"气逆左胁，上呕酸水，脉弦数而濡，此火郁肝血燥也"。可做参考。

🌺 郁怒未伸胃痛吐血案 🌺

李三升文学尊堂，年七旬外，春末胃中大痛，呕吐紫血碗许，而痛吐犹不止，脉细数而弦，两胁肋胀痛，胃中硬满，因怒未伸而致病。《经》云：怒则气逆，血郁于上。此证是也。用归、芍、郁金、黄连、制吴萸、丹皮、黑山栀，以滋抑肝气之逆，少加沉香，以为向导。连服五七日，痛虽止，而胸阻塞不开。易医谓高年胃冷，用辛温宣气之品，即大便秘结不通，食饮难下，脉变细涩不堪。予议高年血液枯衰，火结于上，恐成膈噎，辛燥不宜。而病人亦恶药，遂以芦根、甘蔗、梨、藕、莱菔各取汁煎膏，用人乳、竹沥调化，频频咽之。半月胸结始开。能吞稀粥。竟不服药，惟食汁膏，尚延数载。（《素圃医案》）

🌺【评议】 患者年逾七十，由于肝郁气滞血瘀，致胁肋胀痛，胃脘大痛吐血，以疏肝解郁、理气降逆之品治疗获效。但患者高年阴血亏虚，他医又用辛燥之品，灼津凝痰，遂以养阴生津、降气化痰之蔬果饮食之品熬成膏汁调理，使胃气渐复，生机数年。对于治疗老年胃痛，本案给人启示有三：一是寻得病因，先去病根；二是明辨病体，慎用温燥；三是以食代药，顾护胃气。

❀ 痰饮冷血留滞胃脘痛案 ❀

一妇人胃脘痛，按之转剧，疑是实症，而右关未见沉实有力之脉，且左脉皆伏而弱，知痰饮冷血滞也。内服煎方，外帖上池膏而愈。枳壳、木香、延胡、蓬术、厚朴、陈皮、木通、乌药、桂枝、玫瑰花。玫瑰花，即徘徊花，本草所不载，用之自西洋始，西洋取花蒸露，主治最多。予因谛其色之鲜红，臭之香甜，信其走血而入脾，用以治血郁，如胸膈疼痛，经期作楚等症，试而辄效，吾愿世人放胆用之，普救一切，勿谓自我作古也。（《东皋草堂医案》）

❀【评议】　妇人胃脘痛虽按之疼痛加重，但右关脉并未现沉实有力，左脉亦是伏弱，脉症合参，知其乃痰饮冷血留滞而成，血凝则气滞，治疗以化痰温阳，行气通脉为主，兼以止痛。而玫瑰花可治血郁，此为本案之亮点耳。《本草正文》说："玫瑰花，清而不浊，和而不猛，柔肝醒胃，疏气活血，宣通窒滞而绝无辛温刚燥之弊，断推气分药之中，最有捷效而最驯良，芳香诸品，殆无其匹。"

脉右关洪数之胃脘痛案

余妹胃脘痛，右关洪数，此火痛也。以黄芩、白术、半夏、橘红、白蔻、黄连、山楂、茯苓、厚朴、甘草，煎吞一剂而愈。（《东皋草堂医案》）

【评议】 前贤云"脾肺出右"，又谓"关上者，脾与胃脉之所出也"。今胃脘痛，右关脉洪数，乃火痛也，脾胃有积热，治当清泄胃火，运脾化痰。

滋肾生肝饮治疗肝虚燥痛案

一妇人胃脘痛，勺水不入，寒热往来，或从火治，用芩、连、栀、柏；或从寒治，用姜、桂、茱萸。展转月余，形体羸瘦，六脉弦数，几于毙矣。予曰：此肝痛也，非胃脘也。其病起于郁结生火，阴血受伤，肝肾枯干，燥迫成痛，医复投以苦寒辛热之剂，胃脘重伤，其能瘳乎？急以滋肾生肝饮与之，一昼夜尽三大剂。五鼓熟寐，次日痛定觉饿矣。再用加味归脾汤加麦冬、五味。十余剂而愈。

肝痛一症，四明实补胃脘诸痛治法之所未及。予每祖其意，以治肝经血少者，加味逍遥散加生地，血少而燥者，疏肝益肾汤加当归，或左归饮加柴芍，或滋肾生肝，或滋肾清肝，随症选方，无不立应。若从痰火寒食等因求之，失之远矣。且痰火寒食等因，如有诸内，必形诸外，而就其标可求其本。即如此案中列症云寒热往来，又云六脉弦数，则已明明绘出肝虚燥痛一症供状矣，临症者自不察耳。然脉症

具在，识者固自胸中了了也。（《四明医案》）

◉【评议】 本案胃脘痛，其病位虽在胃，但病根却在肝，高氏对此分析详甚。病机为"郁结生火，阴血受伤，肝肾枯干，燥迫成痛"。其辨证准确，立法明确，方随法出。因此投以滋肾生肝饮，次日大好，再以加味归脾汤加麦冬、五味子，健脾养阴，柔肝解郁，以除痼疾。原按很有参考价值，值得细玩。

❀ 肝火乘胃脘腹疼痛案 ❀

脉弦，小腹痛，食后胃脘痛，上至咽嗌。肝火乘胃。宜泄厥阴、和阳明。

川楝子　木通　茯苓　甘草　石斛　木瓜

　诒按：拟加延胡，山栀仁。（《静香楼医案》）

◉【评议】 案中从脉诊及症状辨证，当属肝火犯胃，故脘腹疼痛，上及咽喉，治取清肝和胃法，药用川楝子、木通、木瓜、石斛柔肝泻火，理气止痛，茯苓、甘草健脾和胃。辨证治法用药颇为妥当。诒按极是。

❀ 望诊识病转危为安案 ❀

府庠徐道夫母，胃脘当心痛剧，右寸关俱无，左虽有，微而似绝。手足厥冷，病势危笃。察其色，眼胞上下青黯。此脾虚肝木所胜，用参、术、茯苓、陈皮、甘草补其中气，用木香和胃气以行肝气，用吴茱萸散脾胃之寒，止心腹之痛。急与一剂，俟滚先服，煎热再进，诸病悉愈。向使泥其痛无补法，而用攻伐之药，祸不旋踵①。

疏曰：病势剧时，其虚寒实热实难卒辨，即脉亦不足为凭，厥亦不足为据，独是面色无逃其情。今眼胞上下青黯者，眼胞属脾，青黯属寒，而青又是肝经之色，故知其脾气虚寒而肝木所胜也甚矣，色之不可不辨也。其加吴茱萸者，虽属散寒止痛之品，亦因吴茱萸能入厥阴肝经故也。痛虽在于胃脘当心，而青黯则厥阴虚寒之色，故不用姜、桂、附，而独用茱萸也。痛症之虚实寒热，辨之之法，先以手按，有形者是实，无形者是虚。以汤探之，喜热者是寒，喜冷者是热，便溏者是虚，燥结者是实，倦卧者是寒，扬手者是热，胀闷恶食者是实，得食稍安者是虚。以此细察，庶可悉知也。(《薛案辨疏》)

🌸【评议】 此案体现了中医四诊中望诊的重要性。患者病情较剧之时，寒热虚实难辨真假，脉不足为凭，症亦不足为据，闻诊、问诊、切诊均受限制，而面色则可反映病情之真实状况，如《四诊抉微》云："夫气由脏发，色随气华。"故望诊辨色于此时颇为重要。案中病情诊断之关键为"眼胞上下青黯"，眼胞

————————
① 旋踵：掉转脚跟。形容时间短促。

36

归脾之属，青黯为寒之象，且青色为肝之色，是以知患者病由脾气虚寒而为肝木所胜也。故方用参、术、茯苓、陈皮、甘草健脾补中益气，木香和胃气并行肝气，入肝经之吴茱萸温脾胃且散肝寒。诸药合用，共奏奇功。原案之疏，堪称句句在理，切中肯綮，洵非老手不办。

🦂 真寒假热案 🦂

伷云：家母久患心腹疼痛，每作必胸满呕吐，厥逆面赤，唇麻咽干舌燥，寒热不时，而脉洪大。众以痰火治之，屡止屡作。迨乙巳春，发热频甚，用药反剧，有朱存默氏谓服寒凉药所致，欲用参、术等剂。余疑痛无补法，乃请立斋先生以折衷焉。先生诊而叹曰：此寒凉损真之故，内真寒而外假热也。且脉息弦洪而有怪状，乃脾气亏损，肝脉乘之而然。惟当温补其胃，遂与补中益气加半夏、茯苓、吴茱、木香，一服而效。家母病发月余，旦夕不安，今熟寐彻晓，洪脉顿敛，怪脉顿除，诸症释然。先生之见，盖有本欤！家母余龄，皆先生所赐，杏林报德，没齿不忘，谨述此乞附医案。谅太史者，采入和、仓公诸篇，以垂不朽，将使后者观省焉。嘉靖乙巳春月吉日平湖晚生陆伷顿首①谨书。

---

① 顿首：叩头，常用于书信的起头或末尾，表示崇敬。

疏曰：此案脉症以大概而视未始，非痰火所为，但治之而数止屡作，其中必有本源虚症存焉。若非痰火所为，则治之即当更剧，何至屡止？若无本源虚症，则痰火亦易清消，何至屡止屡作？独患之已久，治之亦屡，而惟痰火是治，是本源之虚，全然不顾，则本源益虚，而标症反剧，自然之热也。夫清消痰火之药，皆寒凉者也。寒凉之而发热频甚，岂非内寒外热乎？寒凉之而洪脉加弦，岂非土虚木贼乎？此补中益气所必用也。加以茯苓、半夏者，昔时之痰固消之而益甚，加以吴茱、木香者，昔日之火因清之而变寒。然热药颇多，必用吴茱者，以能入肝经治小腹寒痛故也。今痛虽非小腹，而脉见弦洪，非肝木乘脾之患乎？况诸痛皆属于木乎。（《薛案辨疏》）

● 【评议】 此案提示诊病须辨清标本虚实、寒热真假，而于久病之人尤要注意。《薛案辨疏》为清代钱临对薛案的辨析和疏解，其对本案之分析颇为得当，指出伹母之病缘由本源之虚兼有痰火之标，前医惟治痰火，不顾本虚，故致本益虚而标反剧。用寒凉而热益甚，知是内寒而外热；寒凉之而洪脉加弦，知是土虚木贼。故当补其中且益其气，并辅以茯苓、半夏化其痰，吴茱、木香温其中，以是收功。

❀ 积劳而致脾胃阳微案 ❀

周四二　脉缓弱，脘中痛胀，呕涌清涎，是脾胃阳微，得之积劳，午后病甚，阳不用事也，大凡脾阳宜动则运，温补极是，而守中及腻滞皆非，其通腑阳间佐用之。

人参　半夏　茯苓　生益智　生姜汁　淡干姜

大便不爽，间用半硫丸。（《临证指南医案》）

❀【评议】《难经》言"饮食劳倦则伤脾"，积劳过甚，伤脾为先；又《素问·举痛论》云"劳则气耗"，由此而致脾胃阳微。午后为阳中之阴，阳气渐弱，加之自体阳微，故不用事也。是以脘中痛胀，呕吐清涎。治宜温补健运，而非守中腻滞。方用人参、茯苓健脾益气，半夏、姜汁化痰降逆止呕，益智、干姜温脾阳，摄清涎。大便不爽者，因久病损及肾阳，且肾司二便，故间用半硫丸温肾逐寒，通阳开秘。

❀ 肝厥犯胃脘痛呕涎肢冷肤麻案 ❀

王四三　胃脘痛，高突而坚，呕清涎血沫，滴水不能下咽，四肢冷，肌肤麻木，搥背脊病势略缓，此属肝厥犯胃。

开口吴萸　金铃子　炒延胡　生香附　高良姜南山楂（《临证指南医案》）

❀【评议】　此案胃脘痛，伴有脘腹胀满，故言"高突而坚"，又呕涎难咽，肢冷肤麻，病情较重。叶氏辨为"肝厥犯胃"，可谓切中肯綮。一是肝气郁滞，横逆犯胃，胃气上逆；二是肝体有寒，寒主收引，不通则痛。故用金铃子散（金铃子、炒延胡）理气止痛，良附丸（高良姜、生香附）散寒行气，吴萸暖肝降逆，山楂消积开胃。合之则暖肝和胃，理气止痛。

🐚 肝木犯胃诸气痹阻案 🐚

毛　目微黄，舌黄，烦渴胁肋板实，呼吸周身牵掣，起于频吐食物痰饮，即胸脘痛胀，此肝木犯胃，诸气痹阻，虽平昔宜于温补，今治病宜通气分。

半夏一钱半　广皮白一钱　大杏仁十粒　白蔻仁八分
川楝子一钱　炒延胡一钱　生姜五分　土瓜蒌皮一钱
又　心中懊恼噎痛，气分热痰未平，用温胆法。

竹茹一钱，炒黄　炒半夏一钱　茯苓一钱半　枳实一钱
桔梗八分　橘红一钱　生姜三分（《临证指南医案》）

🌑【评议】　此案病由肝木犯胃，诸气痹阻。肝木过旺，则易横逆克犯胃土。肝气宜疏，胃气宜降，关乎人体气机升降，若肝胃不和，则易致气机紊乱，痹阻不畅，痰饮由生，进而出现案中所述诸多症状。治当宣通气分，疏泄肝气，和胃降逆，理气化痰。方中半夏、广皮白、生姜和胃降逆化痰，杏仁、白蔻仁、瓜蒌皮宣畅上中二焦气机，川楝子、延胡索疏肝泻火止痛。药后心中懊恼不舒，且噎痛难忍，此因气分尚有热痰未平，故治以温胆法，方用温胆汤去甘腻之甘

草，加祛痰之桔梗。

🌸 气阻脘中气火独炽案 🌸

秦二七　面长身瘦，禀乎木火之形，气阻脘中，食少碍痛，胃口为逆，乃气火独炽之象，忌用燥热劫津，治以平肝和胃。

降香　郁金　山栀　橘红　枇杷叶　苏子　川贝母　姜皮（《临证指南医案》）

🌸【评议】《灵枢·阴阳二十五人》云："木形之人……长面，大肩背，直身……火形之人……锐面小头。"案中患者面长身瘦，故为木火较旺之禀质。又因气阻脘中，郁而化火，导致气火独炽，肝木克犯胃土，治宜平肝和胃，忌用燥热之药耗伤津液。方用降香、郁金、橘红疏肝理气止痛，山栀清泻火热，川贝、枇杷叶、苏子降气止呕，姜皮和胃调中。此案是辨体与辨证结合的范例。

🌸 制木必先安土兼合岁气调理案 🌸

芮　前议肝病入胃，上下格拒，考《内经》诸痛，皆主寒客，但经年累月久痛，寒必化热，故六气都从火化，河间特补病机一十九条亦然。思初病在气，久必入血，以经脉主气，络脉主血也。此脏腑经络气血，须分晰辨明，投剂自可入彀①，更询初病因惊，夫惊则气逆，初病肝气之逆，久则诸气均逆，而三焦皆受，不特胃当其冲矣。谨陈缓急先后进药方法，《厥阴篇》云：气上撞心，饥不能食，欲呕，口吐涎沫。夫木既犯胃，胃受克为虚，仲景谓制木必先安土，恐防久克难复，议用安胃一法。

川连 川楝子 川椒 生白芍 乌梅 淡姜渣归须 橘红

《内经》以攻病克制曰胜方，补虚益体，须气味相生曰生方，今胃被肝乘，法当补胃。但胃属腑阳，凡六腑以通为补，黄连味苦能降。戴元礼云：诸寒药皆凝涩，惟有黄连不凝涩，有姜、椒、归须气味之辛，得黄连、川楝之苦，仿《内经》苦与辛合，能降能通。芍药酸寒，能泄土中木乘，又能和阴止痛，当归血中气药，辛温上升，用须力薄，其气不升。梅占先春，花发最早，得少阳生气，非酸敛之收药，得连楝苦寒，《内经》所谓酸苦泄热也，以气与热俱无形无质，其通逐之法迥异，故辨及之。

又 春分前七日，诊右脉虚弦带涩，左脉小弦劲而数，胃痛已缓，但常有畏寒鼓栗，俄顷发热而解，此肝病先厥后热也。今岁厥阴司天，春季风木主气，肝病既久，脾胃必虚，风木郁于土宫，营卫二气，未能流畅于经脉，为营养护卫，此偏热偏寒所由来矣。

① 入彀（gòu 够）：语出《庄子·德充符》，谓非常投合。

夫木郁土位，古人制肝补脾，升阳散郁，皆理偏就和为治，勿徒攻补寒热为调。今春半天令渐温，拟两和气血，佐以宣畅少阳太阴，至小满气暖泄越，必大培脾胃后天，方合岁气体质调理，定春季煎丸二方。

人参　茯苓　广皮　炙草　当归　白芍　丹皮桑叶

姜枣汤法丸。

间用煎方　人参　广皮　谷芽　炙草　白芍　黄芩丹皮　柴胡（《临证指南医案》）

❀【评议】《伤寒论》云："见肝之病，知肝传脾，当先实脾"。意为肝木有病，常传至脾土，故制木必先安土。本案即是对这一治则很好的运用。初诊病由肝木犯胃，胃被肝乘，故法当补胃。结合胃为腑阳，六腑以通为补，遣药组方，恰当精妙，方中诸药之气味皆深合《黄帝内经》气味补泻之旨。复诊时，又结合运气学说，制定体质调理的方药，亦合《素问·五常政大论》所言之"必先岁气，勿伐天和"。

❀ 痞逆痛胀贵乎平肝养胃案 ❀

唐　痞逆恶心，是肝气犯胃，食入卧着，痛而且胀，夜寐不安，亦是胃中不和，贵乎平肝养胃致其复，若见有形冲逆之状，攻伐兢进，有痞满成胀之患。

川连　神曲　吴萸　川楝子　楂肉　郁金（《临证指南医案》）

❀【评议】　肝气犯胃，法当平肝养胃，故左金丸（川连、吴萸）平泄肝热，川楝子、郁金理气止痛，神曲、楂肉消积开胃。凡胃脘痛因肝气犯胃所致，即使见"有形冲逆之状"，如"食入卧着，痛而且胀"等，亦不可攻伐迭进，否则重伤脾胃，更添痞逆胀满之患。此叶氏谆谆告诫，经验之谈也。

❀ 胸次清阳不运案 ❀

平　酒客脾胃阳微，下午阴气渐漫，脘中微痛，不饥，服苦降重坠辛燥，愈加不适者，清阳再受伤触也。宗仲景圣训，以转旋胸次之阳为法。胸次清阳不运。

苓桂术甘汤。（《临证指南医案》）

❀【评议】　本有脾胃阳微之疾，下午阴气渐漫之时，又误服苦降重坠辛燥之品，而使清阳再受伤触，以致胸次清阳不运，脘中隐痛，痞满不适。治当温运胸阳。仲景《伤寒论》之苓桂术甘汤恰合病机，以其能温阳运脾、除满止痛。盖苓桂术甘汤，是仲景"病痰饮者当以温药和之"的主方，本案可见叶氏活用经方之一斑。

🌸 湿郁胃痛呕食肢节冷痛案 🌸

浦氏　胸膈迷漫，胃痛呕食，肢节屈曲处冷痛，经落后，来时周身腰脊不舒，脉弦沉，痛即便溏。此湿郁阻闭，气血不行，用药先须断酒。湿郁肢节冷痛。

生茅术　炮黑川乌　姜汁　白芥子　厚朴　广皮　荜茇　茯苓（《临证指南医案》）

🌸【评议】　案中患者一派寒湿之象，湿为阴邪，易伤阳气，湿郁阻闭，气血不行，留于胸膈则弥漫不舒，留于肠胃则胃痛呕食便溏，留于肢节则冷痛，脉弦沉为里寒水饮之象，治宜散寒除湿。方中生茅术、白芥子、厚朴、广皮、茯苓合用健脾助运，行气燥湿，川乌、荜茇温阳散寒，姜汁温胃止呕。如是寒湿去而气血行，病可瘥也。须断酒者，缘由酒为湿热之品，恐其生湿使病益甚也。

🌸 冲气胃痛发为厥象案 🌸

陈　宿病冲气胃痛，今饱食动怒痛发，呕吐。是肝木侵犯胃土，浊气上踞，胀痛不休，逆乱不已，变为先寒后热，烦躁面赤汗泄，此为厥象，厥阴肝脏之现症，显然在目。夫痛则不通，通字须究气血阴阳，便是看诊要旨矣，议用泻心法。

干姜　川连　人参　枳实　半夏　姜汁（《临证

指南医案》)

●【评议】 素有冲气胃痛之疾,今饱食动怒,致肝木过亢,侵犯胃土,而使胃气不降,浊气上踞,中焦气机大乱,导致胀痛、呕吐,寒热错杂,发为厥象。故用泻心之法斡旋中焦之气,使气机得通,升降如常,通则不痛,病乃瘥也。案中"痛则不通,通字须究气血阴阳",确是医者南针,金针度人之语,自当切记。

🎋 厥阴顺乘阳明案 🎋

董氏 产后三年,经水不转,胃痛,得食必呕,汗出形寒,腰左动气闪烁,大便七八日始通,脉细弦,右涩,舌白稍渴,脘中响动,下行痛缓。病属厥阴顺乘阳明,胃土久伤,肝木愈横。法当辛酸两和厥阴体用,仍参通补阳明之阳,俾浊少上僭①,痛有缓期。

人参同煎,一钱 开口吴萸滚水泡洗十次,一钱 生白芍三钱 良姜七分 熟半夏醋炒焦,二钱 云茯苓切块,三钱 (《临证指南医案》)

●【评议】 胃土受伤已久,又遭肝木横克,故胃痛呕食,大便难行;汗出形寒、舌白稍渴为胃寒水气不化之象。病属厥阴肝木顺乘阳明胃土,《素问·藏

---

① 僭 (jiàn 健):超越本分,过分。

气法时论》云："肝欲散，急食辛以散之，用辛补之，酸泻之。"故治以辛酸两和厥阴体用，调和肝木阴阳，且参以通补胃阳。方中人参大补元气，吴萸、白芍辛酸两和肝木，良姜温胃散寒，半夏降逆止呕，茯苓淡渗利湿。如此使浊阴得降，则痛可缓矣。

肝犯胃兼痰饮胸痹胃痛案

姚　胃痛久而屡发，必有凝痰聚瘀，老年气衰，病发日重，乃邪正势不两立也。今纳物呕吐甚多，味带酸苦，脉得左大右小，盖肝木必侮胃土，胃阳虚，完谷而出，且呃逆沃以热汤不减，其胃气掀腾如沸，不嗜汤饮，饮浊弥留脘底。用药之理，远柔用刚，嘉言谓能变胃而不受胃变，开得上关，再商治法。肝犯胃兼痰饮胸痹。

紫金丹含化一丸，日三次。

又　议以辛润苦滑，通胸中之阳，开涤浊涎结聚，古人谓通则不痛，胸中部位最高，治在气分。

鲜薤白去白衣，三钱　瓜蒌实三钱，炒焦　熟半夏三钱　茯苓三钱　川桂枝一钱　生姜汁四分，调入

古有薤露之歌，谓薤最滑，露不能留，其气辛则通，其体滑则降，仲景用以主胸痹不舒之痛；瓜蒌苦润豁痰，陷胸汤以之开结；半夏自阳以和阴，茯苓淡渗，桂枝辛甘轻扬，载之不急下走，以攻病所；姜汁

生用，能通胸中痰沫，兼以通神明，去秽恶也。（《临证指南医案》）

🌀【评议】 喻嘉言在《寓意草》中提出："刚中柔剂，能变胃而不受胃变。"该案患者胃痛已久，痰凝瘀聚，呕吐之物味带酸苦，脉左大右小，为肝木犯胃也。完谷而出，为胃阳不足，然饮之热汤不减，盖饮浊留于胃底也。病久恐生胃变，故用药当如喻氏所言，远柔用刚，以刚中之柔剂变胃。又有痰饮停胸之胸痹，治以辛润苦滑之品，通胸阳，涤痰饮，方用瓜蒌薤白半夏汤，由此收功。

🌸 误用补品致痛结痞胀案 🌸

朱氏　苦寒辛通。

川连　土瓜蒌皮　白芥子　茯苓　炒半夏　姜汁　橘红　竹茹

又　肝厥胃痛，兼有痰饮，只因误用芪、术、人参，固守中焦，痰气阻闭，致痛结痞胀。更医但知理气使降，不知气闭热自内生，是不中窾①。前方专以苦寒辛通为法，已得效验，况酸味亦属火化，议河间法。

金铃子　延胡　川连　黑山栀　橘红　半夏（《临证指南医案》）

---

① 中窾（kuǎn 款）：即中的。窾，法则。

❀【评议】 患者本为肝厥胃痛，兼有痰饮，因误用芪、术、参等补中之品，固守中焦，致使痰气阻闭，痛结痞胀。前医只知理气，而不知气郁生火，故药不中的，延叶氏治之。前后两方皆仿河间法，六气皆从火化，专用苦寒辛通之剂理气降火，切中病机。

❀ 郁伤脾虚胃脘常痛案 ❀

张十九 壮年面色痿黄，脉濡小无力，胃脘常痛，情志不适即发，或饮暖酒暂解，食物不易消化，脾胃之土受克，却因肝木来乘，怡情放怀，可愈此病。郁伤脾胃阳虚。

人参 广皮 半夏 茯苓 苡仁 桑叶 丹皮 桔梗 山栀姜汁炒

水泛丸。（《临证指南医案》）

❀【评议】 此案患者虽为壮年，但面色萎黄，脉濡小无力，缘由情志不畅，肝气郁结，横克脾胃。脾胃为后天之本，气血生化之源，为肝所克，失于受纳运化，气血乏源，则易致面色萎黄，脉濡小无力。故须病者怡情放怀，同时，药用疏肝泻火、健脾和胃之品，使肝气疏解，脾胃得和，病即可愈。

❀ 阴伤损阳兼食滞案 ❀

戴三九 始于伤阴，继则阳损，脘痛似乎拘束，

49

食物逾时不运，当理中焦健运二阳，通补为宜，守补则谬。

　　桂枝木　茯苓　生姜渣　炒焦远志　炒黄半夏　生益智仁（《临证指南医案》）

　　❀【评议】　患者伤阴日久，阴损及阳，当健运中焦脾胃之阳，然有食物未运，痰饮内生，故不适守补，宜用通补。方中桂枝、生姜、益智仁温通中焦之阳，茯苓、半夏清化未运之食；远志"行气散郁，并善豁痰"（《本草再新》语）。通补兼施，补而不滞，使食滞得消，二阳得补，病可愈也。

❀ 久泄络伤而用攻法致使胃伤阳败案 ❀

　　费二九　劳力气泄阳伤，胸脘痛发，得食自缓，已非质滞停蓄，然初病气伤，久泄不止，营络亦伤，古谓络虚则痛也，攻痰破气，不去病即伤胃，致纳食不甘，嗳噫欲呕，显见胃伤阳败，当以辛甘温方。

　　人参　桂枝　茯苓　炙草　煨姜　南枣（《临证指南医案》）

　　❀【评议】　本为气泄阳伤，然久泄不止，伤及营络，此时攻痰破气，不仅于病无益，反会败伤胃阳，致使纳食不香，嗳气呕吐。当以辛甘温热之品温补为宜。方中人参、甘草、大枣皆为甘温之品，桂枝、煨姜同为辛温之药，茯苓甘淡平。诸药合用，可温补已伤之胃阳，使纳食恢复，呕吐即止。

🐚 胃痛间发风疹案 🐚

某　胃痛已久，间发风疹，此非客气外感，由乎情怀郁勃，气血少于流畅。夫思虑郁结，心脾营血暗伤，年前主归脾一法，原有成效。今食减形瘦，当培中土，而理营辅之，异功加归、芍，用南枣肉汤泛丸。（《临证指南医案》）

🐚【评议】　此案所发风疹，乃血虚生风也。年前，因思虑过度，气机郁结，心脾营血受伤，不能荣养体表，故用归脾法治之见效。如今纳食有减，形体消瘦，乃中土不运，故培补中土为先，调理营血辅之。方用异功散补中益气，加归、芍养血和血。南枣肉汤泛丸者，因有形之血不能速生，故用丸剂徐徐补之。

🐚 阳气窒痹而致浊饮凝洉案 🐚

高五十　素多郁怒，阳气窒痹，浊饮凝洉①，汤饮下咽，吐出酸水，胃脘痛痹，已经三载，渐延噎膈，先与通阳彻饮，俾阳气得宣，庶可向安。

半夏　枳实皮　桂枝木　茯苓　淡干姜

又　脉右弦，不饥，纳谷不运，吞酸，浊饮尚

———

① 洉（hù护）：凝聚。

阻，阳仍不宣。

半夏　良姜　桂枝木　茯苓　延胡　淡干姜
（《临证指南医案》）

🌀【评议】　素多郁怒，而致阳气郁结痹阻，气不化水，浊饮停留，甚则上泛。阳失温煦之功，故胃脘疼痛。病延三年，渐成噎膈。治须通阳化饮，使阳气得宣，水饮自化。予以半夏化痰止呕，枳实皮理气宽中，桂枝、干姜温通阳气，茯苓甘淡利水。乃仲景桂枝生姜枳实汤合二陈汤之意。复诊时，右脉弦，不知饥，纳谷不运，仍为阳气不宣，浊饮痹阻。吞酸者，盖由肝气冲胃而饮邪上逆也。故去枳实皮，加温胃散寒之良姜，疏肝止痛之延胡，以增强通阳宣痹，行气止痛之功。

🌸 酒肉滞胃之穿心箭风案 🌸

钱三六　酒肉滞气胃痛，乡人称为穿心箭风，方书所无，不可稽考，苦辛泄降可效。

延胡　川楝子　桃仁　蒲黄　五灵脂（《临证指南医案》）

🌀【评议】　此案胃痛缘由患者过食酒肉，脾胃运化不及，而致积滞于胃，伤及气血，血瘀气滞。治宜苦辛泄降，理气化瘀。方用金铃子散合失笑散，另入桃仁加强活血化瘀之力。该疾"酒肉滞气胃痛"，乡人称为"穿心箭风"，观其名可见胃痛颇剧，此方书虽无，不可稽考，然辨证施治，仍可获效。是故，后学者不可拘泥前人方书，当明医之理、法、方、药，如此虽有未见之病，仍可加以施治。

久病非虚而乃气阻血瘀案

席　经几年宿病，病必在络，痛非虚症，因久延，体质气馁①，遇食物不适，或情怀郁勃，痰因气滞，气阻血瘀，诸脉逆乱，频吐污浊而大便反秘，医见呕吐肢冷，认为虚脱，以理中加附子温里护阳。夫阳气皆属无形，况乎病发有因，决非阳微欲脱，忆当年病来，宛是肝病。凡疏通气血皆效，其病之未得全好，由乎性情食物居多，夏季专以太阴阳明通剂。今痛处在脘，久则瘀浊复聚，宜淡味薄味清养。初三竹沥泛丸仍用，早上另立通瘀方法。

苏木　人参　郁金　桃仁　归尾　柏子仁　琥珀
茺蔚

红枣肉丸，早服二钱。（《临证指南医案》）

🏵【评议】　痛者，有不荣则痛，有不通则痛。此例经年宿病，久病入络，气滞络瘀，故为不通则痛。然病程日久，亦有气虚之象。若饮食不当、情志抑郁，则致气滞、血瘀、痰阻，经脉逆乱，清阳不升，

---

①　馁（něi）：饥饿，此处引申为虚弱。

浊阴不降，而见呕吐、便秘。前医见此情状，以为虚脱，故用理中加附子，然于病无益。忆前之疏通气血有效，故知病在肝脏。今又痛在胃脘，日久瘀浊聚集，故用竹沥泛丸化痰。另立活血通瘀之法，人参益气，气足则血行；苏木、郁金、桃仁、归尾、琥珀、茺蔚行气活血，化瘀通络；柏子仁养血润肠，使浊有去处。红枣肉为丸者，顾护胃气，缓缓图之也。

络中血瘀缓逐其瘀案

秦 久有胃痛，更加劳力，致络中血瘀，经气逆，其患总在络脉中痹窒耳。医药或攻里，或攻表，置病不理，宜乎无效。形瘦清减，用缓逐其瘀一法。

蜣螂虫炙，一两 䗪虫炙一两 五灵脂炒，一两 桃仁二两 川桂枝尖生，五钱 蜀漆炒黑，三钱

用老韭根白捣汁泛丸，每服二钱，滚水下。(《临证指南医案》)

●【评议】 素有胃痛，后又因劳力过度，而致络脉血瘀痹阻，经脉气逆。前医用药或攻里，或攻表，未合病机，治之无效。治宜缓逐其瘀，故用丸剂。丸者，缓也，效缓力专。方中蜣螂虫、䗪虫、五灵脂、桃仁活血化瘀，少佐桂枝温通经脉，蜀漆理气除痰。用老韭根白捣汁泛丸，取其通阳之性，加强逐瘀之功。叶氏强调"久病入络"，善用虫类搜剔祛瘀之药，

对后世启发良多，影响深远。

🐚 久病入络更兼阳明虚馁案 🐚

汪_姬 脉小涩，久因恒郁，脘痛引及背胁，病入血络，经年延绵，更兼茹素数载，阳明虚馁，肩臂不举，仓卒难于奏效，是缓调为宜，议通血络润补，勿投燥热劫液。

归须 柏子仁 桂枝木 桃仁 生鹿角 片姜黄
（《临证指南医案》）

🐚【评议】 患者年事已高，抑郁日久，而致胃脘疼痛，引及背胁，证属病入血络。又因长期茹素，胃气虚弱，气力不足，肩臂不举。治当缓缓图之，以温润通补血络为宜，不可用燥热劫液之品。药用归须、柏子仁、桃仁、片姜黄养血化瘀和络，桂枝、鹿角温润通阳。如是使络通阳复，痛可去也。

🐚 冲任虚气上逆而致脘中痛胀案 🐚

徐 少腹冲及心下，脘中痛而胀满，若云肝气犯胃，必有呕逆，前法益阴和阳不应，显是产后下虚，厥气上攻，议用柔阳之药。_{冲任虚气上逆脘痛胀。}

炒归身 苁蓉 炒枸杞 柏子仁 小茴 茯神
又 冲逆震动而痛，是产后冲任空乏，按定痛减，尤为虚象，缘胃弱减谷，未便汤剂之多，防胃倒耳。

当归　苁蓉　紫石英　茯苓　河车　鹿角霜

又　冲脉逆，则诸脉皆动，天朗晴和少安，由阴分虚及阳分可征。前法包举大气，温养佐通，是为络方。日来春升，略有衄血，然无清寒可投，加咸味佐其入阴，从产后下焦先伤耳。原方减鹿霜、归身，亦恐升阳也，加枸杞、桂圆，以痛在左，故养肝是议。（《临证指南医案》）

🌸【评议】　此案患者少腹有气上冲心下，致使胃脘痛胀，若为肝气犯胃，则应有呕逆之症，然无，故当为产后下虚，而厥气上攻，须用归身、苁蓉、枸杞等柔阳之药。后又震动而痛，按之痛减，显为虚寒之象，故方中加紫石英、鹿角霜以温阳。当春升之日，略有衄血，缘由春乃升发之令，人亦应之，恐阳升太过，故又减鹿角霜、归身，加枸杞、桂圆养肝以和阳。

🌸 饮食过酸而致肝木乘胃案 🌸

味过于酸，肝木乘胃，呕逆心痛，用大建中法。

人参　淡干姜　茯苓　桂木　炒黑川椒　生白蜜
（《叶氏医案存真》）

🌸【评议】　酸味入肝，具收敛之性，过食酸味，易佐肝气郁悖，横犯胃土，致呕逆心痛。方用大建中汤温中降逆止痛，惟饴糖改为白蜜，既保持了甘能补中，又监制全方温热太过，此亦活用经方之范例。

🐝 阳明胃阴亏虚久痛呕逆案 🐝

上燥治气，下燥治血，此为定论。今阳明胃汁之虚，因久痛呕逆，投以香燥破气，津液劫伤，胃气不主下行，肠中传送开合，皆失其职司。《经》云：六腑以通为补。岂徒理燥而已，仍议清补胃阴为法。

鲜生地　甜梨肉　天冬肉　人参　生白蜜（《叶氏医案存真》）

🔆【评议】　久痛呕逆，前医又用香燥破气之品，耗伤津液，以致胃气失于和降，肠中传送开合失司。六腑以通为补，故用鲜生地、甜梨肉、天冬、人参、白蜜补胃中津液，使胃肠得通，功能恢复，病可瘳也。叶氏提出"阳明阳土，得阴自安""胃喜柔润"等观点，大大发展和充实了李东垣补土派学说，读此案可得到启发。

🐝 抑郁伤及营血阴络案 🐝

怀抱抑郁，营血受伤，入暮脘痛喜按，乃伤阴络，非实痛也。

柏仁　桂圆　茯神　远志　广皮（《叶氏医案存真》）

🌸【评议】　情志抑郁，思虑过度，暗耗营血，脘痛喜按者，为虚痛也；入暮者，为在阴分也。故用柏仁、桂圆、茯神、远志养血安神，陈皮行气止痛，并防养血之品滋腻碍胃。

🌸劳伤胃络气滞血瘀胃痛案🌸

劳伤胃痛。

熟桃仁　延胡索　柏子仁　当归尾　炒丹皮　漏芦（《叶氏医案存真》）

🌸【评议】　由方药可知，胃痛因于过劳伤及胃络，致气滞血瘀，不通则痛。故治以桃仁、柏子仁、当归尾、炒丹皮、漏芦活血通络，延胡索行气止痛。

🌸病在气分治须兼及血分案🌸

泰兴三十七眷　十年前因夜食，凝滞闭气，食物遂胃脘痛，呕吐。病发腹大如怀妊，得气后泄而胀消。经准不孕，来必腹痛，病根全在气分。用药必兼祛血分寒凝，乃合病机。

吴茱萸　秦椒　川楝子　高良姜　延胡索　蓬莪术　生香附　南山楂

58

生姜捣汁泛丸。(《叶氏医案存真》)

❀ 【评议】 胃痛腹胀，因得气后泄而胀消，知其病根在气分。然久病易入血分，故治当另加祛血分寒凝之药。药用吴萸、秦椒、良姜温中散寒止痛，川楝子、延胡索、莪术、香附、山楂活血祛瘀，行气止痛。生姜捣汁，可和胃止呕。泛丸者，取其丸者缓也之意。

❧ 脾厥脘痛案 ❧

阊门① 中焦痛起，四末逆冷，汗出呕涎及食物，此属脾厥。

炒黑附子 粗桂枝 草果仁 延胡索 片姜黄(《叶氏医案存真》)

❀ 【评议】 脾居中焦，主四肢，司运化之功。脾气虚寒，温煦失司，运化失职，发为脾厥，症见中焦疼痛，四末逆冷，呕涎吐食。治用附子、桂枝温运脾阳；草果、延胡索、片姜黄活血、行气、止痛，兼化食滞。

❧ 阳微浊阴犯络案 ❧

双林巷廿六 早食呕吐酸水浊涎，心口痛引腰胯。

_____

① 阊门：古代苏州城门之一。

59

此阳微浊阴犯络，例以辛热。

川乌头　高良姜　延胡索　川楝子　白豆蔻　茯苓（《叶氏医案存真》）

❀【评议】　清晨为阳气升发之时，患者阳微难以升发，致浊阴不降而犯络。症见呕吐酸水浊涎，心口痛引腰胯。当治以辛热之品。方中川乌、良姜温阳止痛，延胡索、川楝子活血、行气、止痛，白豆蔻、茯苓理气健脾化湿。

❀ 胃中虚寒气滞案 ❀

龚茜泾，六十八岁　心下胃口之上，痛有两月，问酒客往昔肠血。每痛发，食进少其痛始缓，食进多痛即立至，据说饮热酒脘中爽然，则知浊凝厚味，皆助阴伤阳，宜戒。

荜茇①　红豆蔻　乌药　苏梗　良姜　延胡　生香附（《叶天士晚年方案真本》）

【评议】　从案中所言食进痛缓，饮热酒胃中爽然，可知病由胃中虚寒气滞，治当温胃散寒，行气止痛。药用荜茇、红豆蔻、乌药、良姜温胃以散寒，苏梗、延胡、香附行气以止痛。另须戒易伤阳气之浊凝厚味，减轻胃之负担。

---

① 茇：原为"拔"，据《徐批叶天士晚年方案真本》改。

❧ 厥阴结闭冲逆案 ❧

钮^{湖州，廿八岁}　五六年胃痛，发必呕吐不便。

桃仁_炒　麻仁　墨汁　延胡　归发①　南楂_炒

加韭汁十五匙（《叶天士晚年方案真本》）

❧【评议】　患者胃痛已久，每发必有呕吐、便难，缘由厥阴风木结闭，不得升发，横克胃土，致使胃气不能正常和降，气滞血瘀阻络，引起胃痛、呕吐、便难。故须治以疏泄厥阴、活血通络、润肠通便之药。加韭汁者，取其通阳之性，助厥阴升发也。

❧ 胃病及肝复被肝木克乘案 ❧

苗^{三十六岁}　痛起寒月，胃脘贯及右胁。腹鸣攻至少腹，少腹气还攻胃口，呕吐酸浊，或食或不食，三年之久。病由胃络逆走入肝，肝木复来乘胃土。主以辛热，佐以苦降。

吴萸　良姜　茯苓　川楝　延胡　蓬术（《叶天士晚年方案真本》）

❧【评议】　寒伤于中故痛，病起胃脘，继而殃及肝木，肝木复又克乘胃土，而致痛及右胁，呕吐酸浊，纳食不时。病及三年，久病入络。当治以辛热，

---

① 归发：据《徐批叶天士晚年方案真本》，当为"归须"，义通。

佐以苦降。药用吴萸、良姜温中散寒，川楝、延胡、蓬术活血通络止痛，茯苓健运中土。

肝胆木横克胃土案

胡十四岁　性情执拗，郁悖气逆，粒米入脘即痛，父训即若痴呆。由肝胆木横来劫胃土。上年入冬自愈，秋金肃降，木火不主威，非狗肉温浊之功能，乃适逢其时耳。

夏枯草　生香附　川贝　土瓜蒌　黑栀皮　化州橘红（《叶天士晚年方案真本》）

●【评议】　患者正值少年，气血方盛，然性情执拗，易致肝气不舒，郁而化火，横犯胃土。上年入冬自愈者，乃逢天时，秋金肃降之气克于木火，使其不至过旺。今又犯者，时令过耳。故治以夏枯草、黑栀皮清泻肝火，香附、橘红疏肝理气，川贝、瓜蒌清金制肝。

食腥油浊物而致胃痛案

黄六十九岁　凡食腥油浊物，胃脘必痛。老人运行之阳已衰，浊味皆阴凝内痛，必以取气阳药。沉香、白蔻破泄真气，误用则剠其凶。

人参　小熟附子　生姜　白蜜　桂枝　茯苓

（《叶天士晚年方案真本》）

🌸【评议】　腥油浊物，皆阴物也，须借阳气之力
化之，方能为身体所用。患者接近古稀之年，阳气已
衰，运化乏力，故所食腥油浊物难以消化，而致胃脘
疼痛。须用温阳益气之品，忌用沉香、白蔻破泄真气
之药。方取大建中汤之意温阳益气，散寒止痛。

🌸 脐间冲气上逆脘中痛胀案 🌸

金三十六岁　脐间冲气上逆，自觉垒攻及脘中，痛
胀兼作。若响动下行，痛胀始缓，嗳多呕沫，大便艰
涩。十年宿病，图效颇难。

桃仁　延胡　郁李仁　川楝　火麻仁　冬葵子
（《叶天士晚年方案真本》）

🌸【评议】　脐间冲气上逆，攻及胃中，致使气机
逆乱，胃失和降，故痛胀兼作、嗳气呕沫、大便困
难。治病须分标本缓急，病已十年，不易图效，故先
治便艰、痛胀等症，待胃和便畅，再议他法。方用桃
仁、郁李仁、火麻仁、冬葵子润肠通便，延胡、川楝
理气止痛。

🌸 外感秽气入内伤阳案 🌸

朱带城桥，廿三岁　阳虚胃痛，用辛温见效。街衢往

来，秽气内入伤阳，痛再作，先驱秽浊。

苏合香丸。(《叶天士晚年方案真本》)

❀【评议】 患者为阳虚胃痛，故辛温之品用之获效。行于街衢，感受秽气，入内伤阳，痛又发作，故治以苏合香丸芳香开窍，辟浊除秽，使阳复痛止。

❀ 肝升太过肺降不及案 ❀

王六十三岁 色苍瘦，目黄，脉弦。向来气冲脘痛，今痛缓气冲至咽，是左升肝气太甚，右降肺气不及，大旨操持运机致病。

枇杷叶 黑山栀 川贝 苏子 降香末 新会红 炒桃仁 (《叶天士晚年方案真本》)

❀【评议】《素问·刺禁论》云："肝生于左，肺藏于右"，指出人体气机升降当为肝气左升，肺气右降。若肝气左升太甚，肺气右降不及，则致气冲胃脘而疼痛。药用枇杷叶、川贝、苏子、桃仁降肺气，黑山栀、降香、新会红泄肝气，使肝肺之气各得其位，升降如常，则病可愈也。

❀ 治脘痛须先明体质案 ❀

徐白马头，十八岁 非但经水不来，食下脘中即痛，是肝胆气热逆乘，致胃气亦逆。问大便渐溏，木侮土位，且形瘦内热，凡理气多属辛燥，明理，欲治病先理体质之宜忌。

白芍　炙甘草　新会皮　生谷芽　炒焦丹皮　炒桃仁　茯苓　楂肉　生香附　蓬术（《叶天士晚年方案真本》）

❀【评议】　此案提示治病须先明患者之体质，进而知用药之宜忌。案中患者经水不来，食下脘痛，大便渐溏，形瘦内热，病由肝胆气热逆乘，木侮土位，致胃气上逆，且为形瘦内热之体质。理气之品多辛燥，故当慎用之。药用白芍、丹皮、香附疏肝柔肝，炙甘草、新会皮、茯苓健脾益气，生谷芽、楂肉消食积，桃仁、蓬术活血祛瘀。

❀ 胃中浊气厥逆案 ❀

陈　脘中宿病，痛发呕吐黑水，五六日方止，诊脉左大而弦。肝木犯胃，浊气厥逆。大便数日不通。久病必在血络，久郁必从热化。用苦辛泄降，少佐通瘀。

川连　金铃子　山栀　元胡　半夏　橘红　桃仁（《叶天士晚年方案真本》）

❀【评议】　久病必在血络，久郁必从热化。案中病由肝木犯胃，浊气上逆，病久必有络瘀肝热。故药用金铃子、元胡活血、行气、止痛，川连、山栀泻心火以泻肝火，取《难经》"实则泻其子"之意，半夏、橘红行气降逆，桃仁活血润肠通便。

烦劳而致脘中气窒噎痛案

陈四十八岁　遇烦劳，必脘中气窒噎痛。望五年岁，不宜有此。

桂枝栝蒌薤白汤。(《叶天士晚年方案真本》)

【评议】　过度烦劳，易耗伤阳气，从而致阳气不足，寒象丛生，症见脘中气阻，噎塞疼痛。予以桂枝栝楼薤白汤通阳散寒，行气止痛。患者六八之年，阳气始衰，故不宜再过度烦劳而耗伤阳气，否则易成噎膈重证。

莪术愈心脾痛案

王执中久患心脾疼，服醒脾药反胀。用蓬莪，面裹煨熟，研末，以水与酒煎服立愈。盖此药能破气中之血也。(《本草纲目》、王执中《资生经》)(《续名医类案》)

【评议】　此案中心脾痛实为气滞血瘀引起，不通则通，用醒脾药，反而增加胀气。蓬莪术"能破气中之血"，血达而气乃畅，气血通则痛自除，药单力专，可取效也。

🔖 单味延胡索愈胃脘痛案 🔖

李时珍治荆穆王妃胡氏，因食荞麦面着怒，病胃脘当心痛，不可忍。医用吐下行气化滞诸药，皆入口即吐，不能奏功，大便三日不通。因思《雷公炮炙论》云：心痛欲死，速觅延胡。乃以延胡索末三钱，温酒调下，即纳饮食，少顷大便行三五次，积滞俱下，胃脘心痛豁然遂止。（《续名医类案》）

🔖【评议】 延胡索活血散瘀，理气止痛。《日华子本草》言其"除风治气""破癥瘕，扑损瘀血"，温酒调更增其活血止痛之功，瘀除气行则积滞亦下，痛遂止。"心痛欲死，速觅延胡"，此言不虚也。

🔖 血瘀阳郁心胃刺痛案 🔖

龚子才治一人，心胃刺痛，手足稍冷，出汗，指甲青，百药不效。以当归三钱，煎汤，用水磨沉香、木香、乌药、枳壳，调服乃止。（《续名医类案》）

🔖【评议】 心胃刺痛，乃血瘀之象，又手足冷、指甲青，乃肝气郁结，故用当归以活血化瘀，用沉香、木香、乌药、枳壳，仿四磨汤，以行气止痛，遂奏效。

🕮 酒食过饱致胃脘痛案 🕮

一教谕①年五十一，因酒食过饱，胃脘作痛，每食后，其气自两肩下及胸次至胃口，痛不可忍，令人将手重按痛处，移时忽响动一声，痛遂止。如是八年，肌瘦如柴。诊之，六脉微数，气口稍大有力。以神祐丸一服下之，其痛如失，后以参苓白术散调理复元。（《续名医类案》）

【评议】　酒食过饱则伤脾胃之气，致运化不利，食滞胃口，手按痛处助胃行食，响动为食滞下趋，胃脘食滞除，则痛亦消。先用神祐丸通下治食滞之标，再用参苓白术散补脾胃以治其本，故病除。

🕮 吴茱萸合平胃散治心脾胀痛案 🕮

程沙随在泰兴时，有一乳娘，因食冷肉，心脾胀痛不忍。钱受之以陈茱萸五六十丸，水一盏，煎取汁去渣，入官局平胃散三钱，再煎热服，一服痛止，再服无他。云高宗尝以此赐近臣，愈疾甚多，真奇方也。（《槎庵小乘》）（《续名医类案》）

🕮 【评议】　食冷肉，则寒伤脾胃，致气结胀痛。治宜寒者温之，吴茱萸温中散寒下气，平胃散中苍

---

①　教谕：学官名。宋京师小学和武学中设。元、明、清县学均置，掌文庙祭祀、教育所属生员。

术、厚朴、陈皮、甘草、生姜亦皆性温，燥湿健脾，消食除胀。热服更增温运脾胃之效。

🌸 胃中有痰致脘痛恶心案 🌸

张三锡治一妇，苦胃脘痛，每发辄大吐，多方不应，以盐汤探吐，出积痰碗许，痛良已。后常作恶心，知胃中有痰也。以橘、半、枳实加木香、川芎、白螺壳、南星、海粉、神曲，糊为丸，白汤下钱半，未及一半，病去如脱。（《续名医类案》）

🌑【评议】 前因痰饮较盛，盐汤探吐，是急则治其标。后胃中痰饮已大减，故取丸剂缓图，以理气化痰为主，以防伤及胃气。方中海粉为海兔科动物蓝斑背肛海兔的卵群带。味甘、咸，性寒，具有清热养阴、软坚消痰之功效。惜乎此药现已难觅矣。

🌸 越鞠丸加味治肝火胃痛案 🌸

一妪性急胃痛，已六日，诸辛燥药历试无验。诊得左关弦急，而右寸更甚。其痛一来即不可当，少选①方定，口干面时赤，知肝气有余而成火也。乃以越鞠加吴茱萸、炒黄连、姜汁、炒栀子，二剂顿愈。（《续名医类案》）

――――――――――

① 少选：一会儿；不多久。

【评议】 患者性急，左关弦急，而右寸更甚，口干，面时赤，皆为肝火之典型症状，用越鞠丸疏肝解郁。所加黄连、吴茱萸合为左金丸，又栀子，均专治肝火，《本草思辨录》曰"肝实非吴茱萸不泄"。案中肝火较盛，吴茱萸性温，黄连用量应大于吴茱萸。

滚痰丸治胃脘痛案

一妇胃脘痛，凡一月，右关寸俱弦而滑，乃饮食不节所致。投滚痰丸一服，下痰及宿食三碗许。节食数日，调理而愈。(《续名医类案》)

【评议】 滚痰丸专治实热老痰，久积不去。本案患者胃脘痛，饮食不节为因，诊脉右关寸俱弦而滑，由此可知本病痰饮与宿食相结已成实热之证，滚痰丸为对证之治。

理中汤治中气虚而火郁胃痛案

一妪胃痛久，诸药不应。六脉微小，按之痛稍定，知中气虚而火郁为患也。投理中汤，一服随愈。(《续名医类案》)

【评议】 本案胃痛病程较久，喜按，"六脉微小"，乃中焦虚寒所致，故投理中汤温中健脾，中气得补，火郁亦散也。

🐌 因郁致胃脘瘀血案 🐌

一中年人因郁悒，心下作痛，一块不移，日渐羸瘦，与桃仁承气汤一服，下黑物并痰碗许，永不再发。(《续名医类案》)

🔵【评议】 郁悒乃忧愁、苦闷之意，最易导致气机郁滞，气滞则瘀血积于胃脘而作痛，"一块不移"是其征也。又"日渐羸瘦"，此大实有羸状是也。故用桃仁承气汤下瘀血则愈。

🐌 食郁而中脘大痛案 🐌

一人中脘大痛，脉弦而滑，右为甚，乃食郁也。二陈、平胃加山楂、草豆蔻、木香、砂仁，一服顿愈。(《续名医类案》)

🔵【评议】 本例食郁之证，病在肝胃，故脉弦而滑。治法应重理气而不破气，消食而不伤脾。《临证指南医案》亦谓："不重在攻补，而在乎用苦泄热而不损胃，用辛理气而不破气，用滑润濡燥涩而不腻气机，用宣通而不揠苗助长。"故采用二陈汤、平胃散加消食理气之药奏功。

🦋 食积误治伤阴化燥案 🦋

一人中脘至小腹痛不可忍，已十三日，香燥历试，且不得卧，卧则痛顶胸上，每痛急则脉不见。询之，因入房后过食肉食而致，遂以为阴症，而投姜、附。因思其饮食自倍，中气损矣。况在房室之后，宜宿物之不能运化，又加燥剂太多，消耗津液，致成燥矢郁滞不通，所以不得卧而痛也。古云：胃不和则卧不安。遂以枳实导滞丸三钱，去黑矢碗许，小腹痛减矣。又与黄连、枳实、栝蒌、麦芽、厚朴、山楂、莱菔子，二服痛复移于小腹。乃更与润肠丸二服，更衣痛除。第软倦不支，投补中益气汤，调理半月而愈。（《续名医类案》）

🦋【评议】 食积腹痛本应予消食导滞之法，却误用温热、香燥之品，致阴液受伤，燥屎内结而痛。此时症状尚不严重，再予导滞之法下燥屎而令痛除。病后脾虚体倦，故投补中益气汤善后。

🦋 真虚假实以药试证案 🦋

昔年予过曲河，适王宇泰夫人，病心口痛甚，日夜不眠，手摸之如火。予问用何药？曰：以大剂参、归补之稍定，今尚未除也。（琇按：心胃痛惟阴维虚损一症，可用参、归，其余多是停痰积饮，与肝火犯胃之症。此案叙症既未详悉，又不云脉象如何，殊属含混。）曰：得无有火或气乎？宇泰曰：下陈皮及凉药少许，即胀闷欲死。非主人精医，未有不误者。予又存此公案，以告世之不识虚实，而轻执方者。（《续名医类案》）

🔷【评议】 案中"手摸之如火"，多误以为实热证，但"投陈皮及凉药少许，即胀闷欲死"，知药不对证，实为真虚假实，予"大剂参、归补之稍定"。故可提醒我辈，虚实寒热不明之时，可试药予以辅助辨证，若患者药后症状好转，则是药对证，若症状反而更重，则药不对证，需反向考虑。

🔷 思虑郁结胃痛食减吐痰案 🔷

因遭颠沛，胃痛食减吐痰，遂致肌瘦形寒。此中宫阳气，为思虑郁结，日就拘束之象。东垣升阳，扩充脾胃，郁舒则阳可复振。

炒焦白术　茯苓　高良姜　煨葛根　广皮　炙黑甘草　红豆蔻　煨升麻（《扫叶庄一瓢老人医案》）

🔷【评议】 思虑过多则伤脾，脾阳受伤，则中州运化不利，痰饮停聚，故胃痛食减吐痰。又脾虚气血化生无源，致肌瘦形寒。予补脾升阳之法治之，方中焦白术、茯苓、高良姜、红豆蔻、炙甘草、陈皮温补脾胃，煨葛根、煨升麻升举阳气。

❀ 脾脏阳弱脘痛及胁案 ❀

茹素多年，中焦阳气易亏，纳食必胸脘痛及两胁。由乎脾脏阳弱，不主运行矣。治以辛香温暖，健脾佐运。

於术　荜拨　淡干姜　新会皮　益智仁　淡吴萸（《扫叶庄一瓢老人医案》）

❀【评议】　脾阳虚弱，运化不利，纳食后则胃脘作痛，以温运脾胃为治。方中白术健脾益气，荜茇、干姜、陈皮温中运脾，益智仁补脾暖中，吴茱萸温中止痛。全方共奏温中健脾止痛之功。

❀ 胃阳受伤湿滞痞结案 ❀

食入脘胀且痛，是胃阳受伤，凡冷浊肥腻须戒。

藿香　草果　茵陈　广皮　厚朴　茯苓皮（《扫叶庄一瓢老人医案》）

❀【评议】　胃阳受伤，则胃纳腐熟水谷之力减弱，导致湿滞痞结而作痛，故需戒冷浊肥腻，防其更伤胃阳。处方意在温运中阳，理气祛湿，诚合病机，可望获效。

肝厥犯胃怫郁致痛案

脉左涩伏，右弦，呕吐脘痛，引及胁肘，痛甚则四肢冷麻。是肝厥心痛，惊起怫郁致痛。

高良姜　炒延胡　吴萸　青皮子　生香附　川楝子　茯苓

接服　苏合香丸，真川椒、乌梅肉，泡汤化服。

接案　脉伏者起，似宜病减，而痛胀脘痞，口涌涎沫，舌仍白，鼻窍煤，面欲赤头汗，显然肝厥犯胃，左升之气，逆乱攻络，胁肕乳穴皆胀，辛香开气不应，便秘溺少。用河间金铃子散，佐以润液，两通气血。

川楝子　青橘叶　左牡蛎　延胡索　炒桃仁　漏芦（《扫叶庄一瓢老人医案》）

❀【评议】　肝厥主因肝气厥逆而上冲，常有手足厥冷、呕吐昏晕、状如癫痫、不省人事等症状。肝厥心痛，当为肝厥犯胃所致胃脘疼痛，惊起是其病因，气血怫郁不畅是其病机，故用金铃子散等疏肝泄热，理气止痛。

胃脘痛气逆格拒案

老人胃弱，多食甜物缓中，况入暴冷，亦走胃之募原，汤水尽呕，胃脘痛气逆格拒，以辛香开之。

吴萸　高良姜　红豆蔻　块茯苓　熟半夏　研入苏合丸（《扫叶庄一瓢老人医案》）

❀【评议】　甜物多腻滞中，有碍脾胃之运化，又入暴冷寒食，导致胃气上逆，格拒饮食于上，故觉胃脘痛，汤水尽呕。以吴茱萸、高良姜、红豆蔻温中运脾，茯苓、半夏健脾燥湿止呕，配合苏合丸镇痛。故取效。

❀ 寒浊凝壅胃脘案 ❀

食入涎涌，脘胁痛胀在右边，近日天冷更加。前议胃阳已伤，浊沫凝涎，壅于胃脘，致浊气不降，肠中为痹，古称九窍不和，显然腑病。想暴寒口鼻吸入，近日反痛，为新寒凝冱之象。

苏合香丸。（《扫叶庄一瓢老人医案》）

❀【评议】　此脘胁痛胀为寒凝壅塞胃脘所致，又兼痰涎，故用苏合香丸芳香开窍，温通化痰，行气止痛。

❀ 中焦阳伤久痛不已案 ❀

五年来饥饱失和，脐中胃脘啾唧痛，痛甚呕吐清水，显然中焦阳伤，但久痛不已，必致凝瘀沉锢。自述泄气则缓，病痛之根，在乎腑络。

半夏　厚朴　草果　姜汁　广皮　胡芦巴（《扫

叶庄一瓢老人医案》)

🌀【评议】 泄气则缓，表明病痛之根在胃气不通，气滞则痰湿阻于内，故作痛。方取半夏、厚朴、草果、陈皮温运化痰，姜汁、胡芦巴温阳止痛合之，而取良效。

🎴 通补胃腑治劳怒脘痛案 🎴

劳怒脘痛，是肝木乘土。屡经发作，脘聚瘀痰，上涌下泄，瘀去始缓，但痛发徒补则壅。议冬月用通补方，胃属腑，腑通为补。

制半夏　广皮　桂木　茯苓　生於术　石菖蒲牛肉胶为丸（《扫叶庄一瓢老人医案》）

🌀【评议】 肝木乘土，导致胃络受损，气虚运化无力，痰瘀停聚中脘，用吐下之法，去其痰瘀以治其标，痛虽缓解，但胃气虚弱之本未愈，故当通补胃腑。以半夏、广皮、茯苓、桂木、於术、石菖蒲燥湿化痰，健胃行气。另以牛肉胶为丸更增健胃之效。

🎴 胃气痛发案 🎴

胃气痛发。

五灵脂　川楝子　桂木　生蒲黄　元胡索　生香附

痛缓用后方：

炒桃仁　茯神　炒杞子　柏子仁　桂圆肉　新绛
(《扫叶庄一瓢老人医案》)

●【评议】　此案为胃气痛发，辨为气滞血瘀，故以金铃子散合失笑散为主，理气活血止痛，然上药走窜多燥，痛缓后，为防香燥太过，改稍平和之品，消补兼施以缓图。新绛一药已无，常以茜草代之。

❀ 久痛勿用峻剂案 ❀

脉沉小，痛起胸脘，串及腰背，五年宿恙，寝食不改。此病在脉膜之间，痹阻不伤脏腑。议以流通周行气血，勿得峻剂。

川桂枝　抚芎　乳香　姜黄　香附　茯苓　酒水各半泛丸 (《扫叶庄一瓢老人医案》)

●【评议】　辨病位，是辨证施治的关键之一。本案"病在膜理之间，痹阻不伤脏腑"，说明病位尚浅，未入脏腑，故以流通气血为治，勿得用峻剂，以免病轻药重，损伤脏腑。

❀ 劳倦伤中脘中常痛案 ❀

脘中常痛，病起于劳倦伤中，用建中法极合，当即以此加减。

桂枝　当归　肉桂　橘饼　炙草　煨姜　南枣
(《缪氏医案》)

●【评议】　本病起于劳倦伤中，脘中常痛，故处方于小建中汤中去芍药、饴糖，加当归活血补血，肉桂补阳暖脾，橘饼健脾理气，共达建中之效。

🏵 胃脘作痛兼肠风下血案 🏵

胃脘作痛，肠风下血，悉属痰饮为患，故呕出始快。其下血亦湿伤脾络所致。

熟地　金铃子　炒黑防风　法半夏　茅术　沉香汁　炒黑木耳　茯苓 (《缪氏医案》)

●【评议】　本案患者胃脘作痛，乃痰饮为患，故用半夏、茅术、沉香、茯苓等祛痰化饮。又肠风下血，即便血也，乃湿伤脾络所致，故取熟地、炒黑防风、炒黑木耳，皆入肠以止血。

🏵 中阳式微用建中法案 🏵

胃脘痛，右关弱而不鼓，中阳式微，故肝邪乘之，用建中法。

当归　炙草　香附　煨姜　官桂　炒大茴　橘饼　南枣 (《缪氏医案》)

●【评议】　张仲景云："夫治未病者，见肝之病，

79

知肝传脾，当先实脾。"今胃脘痛乃中阳式微，土弱则肝木乘之，只需健运中土，则肝邪自除。此亦治未病法也。

🏵 交感丸合朱雀丸出入治胃脘痛案 🏵

胃脘痛发，必寒热得汗则解，厥阴病从少阴而泄也。平素阴虚内热，却不可用滋补，从交感朱雀两方出入以消息之。

朱砂　香附　人乳拌茯苓　莲蕊
人乳藕汁泛丸。（《缪氏医案》）

🏵【评议】　此胃脘痛与气郁阴虚相关。用药由交感丸（香附、茯苓、琥珀）与朱雀丸（朱砂、茯神、沉香）合方化裁而来，交感丸"主一切诸气为病，公私拂情，名利失志，抑郁烦恼，七情所伤，不思饮食"，可宁心安神，理气解郁。朱雀丸"消阴火，全心气，养心安神"。增入莲蕊引药入心，人乳润燥生津，滋阴补血。藕汁泛丸，健脾胃。全方非大补益阴之品，以平和应对为是。

🏵 气滞血瘀胃痛案 🏵

陈六二　酒湿热气，气先入胆，湿著胃系，痰聚气窒，络血瘀痹，痛在脘，忽映少腹，气血交病。先和少阳阳明之阳，酒客恶甜，治以苦辛寒。

土蒌皮　半夏　枳实　川连　生姜（《种福堂公选医案》）

❁【评议】　本病因湿热伤及胃络而发胃痛，气滞血瘀致疼痛牵引少腹，治以小陷胸汤（川连、半夏、瓜蒌皮）之苦寒除湿热，合枳实、生姜之辛行气散滞。

❁ 金铃子散治脘痛映背案 ❁

丁　脉右弦，脘痛映背，得呕痛发，气鸣痛缓，乃胃气少降。寒暄①七情，皆令痛发，病属肝胃，议河间金铃子散。

金铃子　延胡　炒半夏　姜汁　茯苓　橘红（《种福堂公选医案》）

❁【评议】　脉右弦，乃肝气犯胃，又得呕痛发，气鸣（得矢气）痛缓，是胃气不降之表现，以金铃子散泻肝以止痛，炒半夏、姜汁降逆止呕，茯苓、橘红健脾理气。全方疏肝理气，降逆和胃，冀其呕却痛止。

❁ 肝阳犯胃治以平肝和胃案 ❁

杜　酒客胃中酿热，嗔怒，亦令肝阳犯胃，今纳

────────

① 暄（xuān）：温暖。

谷脘中微痛，乃阳逆失降。酒家忌用甘腻，辛苦清降，平肝和胃治之。

川连　吴萸　半夏　姜汁　茯苓　橘红　竹沥（《种福堂公选医案》）

🌑【评议】　方由左金丸、二陈汤化裁而成，意在清化湿热，平肝和胃，对证下药，脘痛可除。

🌑 湿热气阻胃痛兼夹眩汗肢痛案 🌑

胡会泾学兄，性素嗜饮，病手足痛痹，已近匝月①。一日初更，忽中脘大痛，头晕汗出，神志恐怖，且出不祥语，时寓静虚庵中，衡书兄告急于予。按脉数而不清，右关时歇一止，予以数而促为热征，今四肢痛轻而中脘大痛者，由湿热内壅，而气不得通也。眩汗诸症，因痛甚而然，其无足怪。以药疏利其气，则痛自已，乃实邪，非虚脱也，君何虑焉。与陈皮、苍术、香附、枳壳、茯苓、金铃子、栀子。一剂而痛除。次日手足仍痛，饮食少进，小便黄浊，予谓脾主四肢，喜燥而恶湿，善饮之人，湿热积于中宫，故痛在四肢，而不饥少食，为之祛湿泄热，即以疗痛而强脾。又治湿热，必利小便，今小便黄浊，在下者引而竭之可也。用苍术、葛根、栀子、黄柏、黄芩、川萆薢、猪苓、泽泻等。服至旬余，每食加餐，病俱霍

---

① 匝（zā）月：整个月。匝，环绕一周。

然。后七年，项间起瘰疬甚多，坚硬作楚，或传以斑毛、萆麻子、麝香等敷药。予曰：此属肝肾不足，毋用悍峻，外溃则难为力矣。初与神效瓜蒌，继与平肝消瘰，又以六味地黄增损为丸，两月而愈。（《赤厓医案》）

【评议】　本例主症手足痛痹，胃脘疼痛，小溲黄浊，汪氏参合脉象，认为由湿热蕴结中宫使然。盖湿热阻中，气机不畅，不通则痛，遂令中脘大痛；脾司运化，又主四肢，湿热困顿中焦，故痛在四肢，饮食少进；小便黄浊，乃湿热之明征。首方以清热祛湿，理气止痛为务，一剂而痛除；次方宗"治湿不利小便非其治也"之意，在清热祛湿的同时，着力通利小便，使邪有出路，是以诸症霍然而瘥。

治太学字上谕胃痛案

凡病偏之至极而不可以小剂投者，则药不得不大，病已发之多时，根深蒂固，而不可以一时医者，则药不得不久。自非医理素明，认症既真，则临症施治，未有不馁而中阻，而叹其病莫医，不如姑以轻平浅常之味小试，二弊诸医皆是。病家道为平稳无碍，反叹任大投艰之多孟浪，视人性命为儿戏也。即以余族上谕胃痛一症论之。上谕素禀火衰，其饮食本不欲思，故淡泊可以自甘；其劳役有所不计，故精日见伤损。

在初病根已萌，病机未发，尚叹膏粱病多由于好服药品所致，以故已有微恙，毫不服药。及至病症已形，又窃听乎时师之语，每以香砂为害人之具，于是所服皆属白术呆滞之品。讵①知病因下不火衰，其症必不见乎冷气上冲，痛必不喜热手揉按，食必不见恶心呕闷，斯即进用白术呆滞以补后天，未尝不可。乃细审乎症候，其痛必欲得乎热手重按始快；其口或干，必欲得乎热汤始安；未食痛楚不形，食后痛楚随起，每发多在早食后。岂比中虚喜按而不计乎热手，中虚得食之能止乎痛楚，与中虚得食之能助乎气力之为异哉？且细审其脉候，或大而迟，或浮而滑，六部惟关独见。<small>脉以独见为真。</small>审其所服之药，初则芪、术可投，<small>因虚故。</small>继则呕吐随起，<small>虚中见实，故治宜先攻后补。</small>岂非中不宜补之验乎？后服姜、半、香、砂则痛稍减，少服则痛仍在，必多服久服而痛始除，岂非有如本草所载荆府都昌王日煎附子以服，不可概以常理论乎？是病治近一周，服药九百余剂方愈。计共用附子三十余斤，炮姜三十余斤，茯苓、半夏各二十余斤，木香半斤，砂仁三斤，吴萸半斤，小茴、补骨脂各四两，肉桂二两。附近医士，无不闻此窃笑，而族弟某某尤甚，且谓余医此病，当用参投。是时余恐学浅，姑从参进，以息众议。讵参用至钱许，其药姜、附减半，香、砂竟除不用，始服一剂，其病如故，再服一剂二

---

① 讵 (jù)：岂，怎。

剂，其身上半大热，下半微寒，大渴饮冷，扬手掷兄，_等余族叔次周火衰用参变出之症。脉则转迟为数。必仍进用附子、干姜、肉桂，参用五味、补骨脂引火归肾，而火始不上行而燔灼矣。但余此治不专，或致有失，其罪百啄莫辞。今于书将成之时，病愈一载，且无他变，似与药病相当，敢陈其概以见药有宜偏宜久，而不可以常理论也。

治病用偏用平，要在审症与脉明确。若脉症果应偏投，则药虽偏而不偏矣；脉症果应平治，则药虽平而不平矣。若脉症不审，而徒妄言偏平，则是望门猜佑，岂真应偏应平之谓乎？此案因病亲属恶偏好平，唤用参进，此属平剂，乃服未久而即脱衣露卧，仍服偏剂而安，自非识症与脉明确，安敢如此偏治？晁雯。（《锦芳太史医案求真初编》）

❀【评议】　本案患者本是先天不足之体质，后天又失于养护，劳役不计时日，初病时又疏于治疗，不懂未病先防，已病早治，以致病成危重之势，后投以大量温补命门之重剂方才获效。另外，由本案可知，辨证准确之时，当毫不犹豫的投药。对于久病顽症，需用大剂方可奏效。原晁雯所按极是。

❀ 治太学字翼清次媳吴氏胃痛案 ❀

药有当于偏投，亦有当于平施，当偏不偏，古人指为庸工，不无游移无执之失；当平不平，古人指为粗工，不无卤莽灭裂①之害。试以余族太学字翼清令次媳吴氏胃痛一症论之。胃痛症类甚多，考书治法不一。如太学次媳，其体本属水亏，而兼火微，水亏已有六七，火亏止有二三。水亏而血恒见燥涸，火衰而脾多见湿滞，补水多宜地、茱以滋，然于脾湿不宜；血亏多宜芎、归以进，然于水衰而致血亏者又多不合；脾湿虽应半夏、砂仁，然于血枯血燥而见有滞者又不相侔②。用药本费踌躇③，稍属燥率，即为偾事。况渠④外挟风寒，内兼食郁气郁，加之身怀有孕，正宜轻清小剂以为解散，则病自可即愈。奈延附近一医，执古所论妇人不离四物之说，遂用四物内加香附、乌药、艾叶等药以为播导。讵知水亏于下，则火腾起而上，四物内有芎、归，性极辛窜，非其所宜；脾受湿滞不疏，食则时见痛楚，四物内有地黄，性极滞濡，更非所宜；身挟有喜，则孕藉血藉气受载，而乌药性极动气，香附、艾叶性极行血，皆非所宜。及至日服一日，痛既不除，而胎随药而下，变为四肢厥逆，又不揣其妇体水亏实甚，乃用大剂附、桂日煎数剂劫其真阴，以致通身发热，并至大便热极不解，又用

---

① 卤莽灭裂：形容做事草率粗疏。
② 相侔（móu 谋）：亦作"相牟"。相等，同样。
③ 踌躇：犹豫不定，反复琢磨思量。
④ 渠：他。

大剂庄黄①、朴、硝灭其真火，伤其胃气，数昼夜病即变转无定，而药亦即颠倒无定矣。后见形色憔悴，神气枯槁，人事昏仆，改用大剂附桂八味以投，卒之八味内有地黄，亦于脾湿有碍，更至神志颠乱，手足风起。又言肺气虚损，意欲进用人参以平八味。嗟嗟！病人真气已微，经经受累，安敢辄用偏剂卤莽灭裂，东冲西突耶？是医来于十月十七，治至十月念五，止一胃痛小病，医至胎损神丧，命存一线。及余诊视六脉皆浮，而两寸浮更独见，关浮则次，而尺浮则又次矣，知其阴火不收，更视其面黄而兼浮，胸中不时掣痛，知其中挟有滞，乃用自制和阴理脾液，内用麦冬一钱，炒芍钱半，伏毛②五分，首乌一钱，牛膝四分，广皮五分，茯苓二钱，浓煎热服。药虽平淡，视若无奇，然辛不致燥，凉不致寒，滋不致滞，最为是病对症要药。而医见余置参不用，觉有所拂，亦不究余用药意义何居，且并不知彼之药与病左实在何处，默默与余相揖而退。是时晚服一剂，病愈一半，再服一剂，而病全愈。次早向余报知，余始述其致病之出，详其用药之故，以见平脏当用平治，不可卤莽灭裂以致害人性命于莫测也。

时医总因四物、香附等药，不能临症变化，以致一错百错。独不

---

① 庄黄：酒制大黄。
② 伏毛：大腹皮。

思病治用四物，要在脾无寒湿者则宜；治用香附、乌药，要在肝无燥热者则宜。此案脾有寒湿，肝有燥热，用皆有犯，故病自与药左，岂若吾师所述治此，其药辛不致燥，凉不致寒，滋不致滞，服一剂而病立见其悉愈者乎？张廷献。（《锦芳太史医案求真初编》）

【评议】 胃痛病虽不大，但若辨证不明，乱投方药，会致变证蜂起，甚至有致人殒命之危险，医者当谨慎。本病患者遭误治之后，六脉俱浮，为阴虚无以制阳，虚阳浮越于外之象。面色黄而浮，胸中仍有疼痛，乃脾胃阳气虚弱，运化无力，知其内必有积滞，大虚不应再用峻急导滞之品，而应兼顾补阴虚，理脾胃，用平和之法，故效。案语理、法、方、药和用药宜忌分析甚详，足资参考。

胃痛药坏案

胃痛一症，在初阴寒内结，自不得不用极辛极热之药以为调治，若使治之过当，则药自应停蓄缓治，及用平淡之药以投，不得一往直前，用药锐进，东冲西突，以致变生多端而莫测也。岁乾隆壬子仲秋，余自抚城回归，闻余长媳胃寒作痛，所服俱是平昔信心效著丁、蔻、姜、附之药。余看其病一息奄奄，六脉沉迟而细，余知是服丁、蔻、姜、附之药过当，当用洋参一钱，附子一钱，日服一剂，以为调治。其胃不时作痛，精神益觉不振，只得小心用药缓投，及或将药暂停。并诊其脉而见元气未离，

胃气尚存，所食参、附之药，或日服一剂，或间服
一剂，至于生冷粘滑，概禁勿服，以阻生气。正如
大兵之后，墙屋已毁，倘不善为抚恤，其曷①安居？
于是徐徐缓治，越一月而病渐愈。

服药过当，见有奄奄症具，自当小心缓理，不得啚②急偾事③。血
侄绍音。(《锦芳太史医案求真初编》)

【评议】《素问·五常政大论》曰："大毒治病，
十去其六；常毒治病，十去其七；小毒治病，十去其
八；无毒治病，十去其九。谷肉果菜，食养尽之，无
使过之，伤其正也。"药皆有偏性，过服则亦可致
病。本病患者虽有胃寒，然服用辛温香燥过当，又灼
津耗液，使脏气偏弱。而见"其病一息奄奄，六脉
沉迟而细"。故取洋参、附子，温阳滋阴同施，缓缓
以扶元气。告诫我们用药治病，要掌握适当的度，要
适可而止，不可过度，以免伤正。

🦂 产后胃痛案 🦂

凡人治病用药，既须明其性之寒热，尤须辨其力
之横直以为活变，历观诸书无有论及，余亦不晓，惟
因历久治多而始有悟，试以余之次媳会图周氏产后胃

---

① 曷 (hé 合)：反问语气词，何不。
② 啚 (bǐ 比)：谋划，计划。
③ 偾 (fèn 愤) 事：犹言败事。《礼记·大学》："此谓一言偾事。"

痛一症论之。次媳素禀火衰，水亦兼涸，但火衰七八，而水亏一二。乾隆庚寅冬腊，产下一女，至乾隆辛卯正月初三，产仅五日，忽云胸口胃脘作痛，初治犹用当归、川芎，内加木香、延胡索等药以进，服则痛渐益勤；次即除去芎、归，竟用砂仁、苓、半而痛愈勤。越日又照原单内加姜、附，其痛仍在，但未较前更甚耳。是时余恐药性过烈，更细将脉诊视，而脉浮而且迟，知前用药未迅，又照原单重加姜、附，而痛仍在。复恐内热微挟，致药不效，乃从口中照看，舌则莹然无疵，渴亦不见，且有冷气内出，唇亦微淡不红，遂用火酒酌投，其痛仍在。当即大用姜、附以进，而痛仍旧不止。并审其痛常欲喜手重按，越外更无兼症可考，随加川椒内服，而痛仍旧，亦无停歇止候。是时已下三鼓，会计一日之内，自寅至戌，药已服过八九余剂，姜、附各用过数两，其痛全然不减。细审明属是寒，何以药全不效？转辗思维，无有活计。因悟药中姜、附、砂仁，气味俱横，性不下往，木香力虽稍直，而不甚迅，惟查景岳所用神香散内有丁香三钱，白蔻三钱，性力直下，毫无阻滞，用水冲煎调服，彼时药方下咽，气即直达广肠，而胸顿开而不痛矣。次日再服一剂，而痛悉除。倘再进用姜、附、砂仁，则病虽不见增，而痛终无已时。但人每遇是症，见用姜、附数两不效，势必兼用和药，及或温燥药中杂用黄连，又乌能于其燥热药中，选其气力直下之品，而令胃之左右全无牵滞之候乎？第服此药效见，日后常用小剂和药缓缓理中，不可用此多服以致气益下坠，而不可救此又不可不知。

此案胃痛一症，凡属温中散寒辛热之味，无不极力备用，而痛坚不能除，几至无药可进。据案所述，进用丁香、白蔻方愈，其效神述若是，岂非寒气在下逆而上冲之急乎？审此知是内寒厥气逆胃作痛之意。晁雯。

阴阳二脏既明，则阳脏之当用清用滋，阴脏之当用辛用热，其药一定不移，即服效未克见，亦不以阳中夹阴，阴中夹阳，别其现在脉症不究，而作门外痴想，攻围广设，以求猎者之一遇耳。此是胸无实学，不可云其平稳无事。玩案所云，自寅至戌，服过姜、附数两，而痛全然不减，其在他人，势必云挟有热而兼黄连，又云阴或有损而夹归、芍。惟吾父看其脉症，更用大苦大热，岂非胜于时医见理之明，故能如斯其克效者乎？男省吾识。　（《锦芳太史医案求真初编》）

● 【评议】　妇人产后多虚，此为常识，故初治本例之胃痛用当归、川芎、干姜、附子之补虚之品，然无甚效，又加砂仁、木香、延胡索等理气止痛之品，亦未见好转，因上药虽为温补之品，但药之气味俱为横散，产后体本虚，脾胃无力下运水谷而致痛，故不效。改用丁香、豆蔻等药性趋下达肠之品，则助脾胃下运而奏效。药物性味之学问亦深矣，当细心学习之，才不至于遇疑难病而束手。

辛甘化阳散心胸寒积案

心胸素有寒积，时作痛呕，不能食，腹中亦常有一段寒气上冲，皮间突起，似有头足状，发则上下俱痛，不能触近，议以辛甘化阳法，用大建中汤加减治之。

人参二钱　桂心八分　归身二钱　白茯苓二钱　炒白芍一钱　炙甘草一钱　川椒五分（炒去汗）　饴糖一钱　干姜五分　大枣三枚（《南雅堂医案》）

❀【评议】《金匮要略·腹满寒疝宿食病脉证治第十》云："心胸中大寒痛，呕不能饮食，腹中寒，上冲皮起，出见有头足，上下痛而不可触近，大建中汤主之。"与本例证候正合。因此选用辛甘化阳法，温润中焦脾脏，以消胸中寒积。处方实为大、小建中汤合化，加当归、茯苓健脾理血，合之辛甘化阳，温中散寒。

❀ 寒热错杂郁而上逆案 ❀

脘间作痛，少腹气升，常呕酸水，脉象弦数，显系寒热错杂之邪，郁而上逆。肝属木，其味酸，木气不舒，则冲逆作痛，病已半载，当用和解之法。

人参三钱　白术三钱　干姜三钱　炙甘草三钱　炮附子二钱　炒川连一钱五分　黄柏一钱　当归身二钱　细辛一钱　制半夏一钱　桂枝木一钱　乌梅肉三个

水同煎服。（《南雅堂医案》）

❀【评议】　本例脘间作痛，常呕酸水，病机为寒热错杂，郁而上逆。治当用和解之法为要，给予乌梅丸加减方，寒热平调，散结降逆。辨证既明，法随证立，处方用药自然贴切，宜乎取效也。

泄木扶土和中祛寒案

脉弦，主胃有寒饮，胸脘作痛，呕吐酸水，乃木强侮土，得食则痛稍缓，系中虚之故，治宜泄木扶土，和中祛寒，用建中加味法。

桂枝木<small>八分</small>　炒白芍<small>一钱五分</small>　干姜<small>八分</small>　炙甘草<small>八分</small>　制半夏<small>一钱五分</small>　川椒<small>八分</small>　人参<small>一钱</small>　白术<small>二钱，微炒</small>　制香附<small>五分</small>

水同煎服。(《南雅堂医案》)

●【评议】　本案病机明确，乃"胃有寒饮"，其根本是"中虚之故"，脾虚则木强侮土，故治疗大法是健中焦，祛寒饮。从处方用药看，实为大建中汤合桂枝汤、理中汤加减而成，目的是健脾温胃，散寒化饮，疏肝理气。

中焦寒积胸脘胀痛案

脉沉弦而紧，舌苔白腻，渴不欲饮，大便似通非通，素有肝胃气痛，中焦兼有寒积，是以胸脘胀满作痛，势不可忍，恐系脏结之症，岂寻常小恙视之，非温不能通其阳，非下不能破其结，宗许学士法，方拟于后。

炮附子八分　肉桂一钱　干姜八分　姜炒川朴二钱枳实二钱　大黄三钱

水同煎服。(《南雅堂医案》)

●【评议】　脉沉主病在里，弦紧为寒，亦主积滞，舌苔白腻表示有痰湿。中焦寒积阻碍脾气，脾不散精于肺，故渴。津液未伤，故不欲饮。寒积于里，阻滞胸脘气机之运行，则胸脘胀满作痛。本例原有肝胃气痛，恐成脏结重症，不能等闲视之，治疗"非温不能通其阳，非下不能破其结"。故方取四逆汤意，温中焦之阳，祛除寒气，合小承气通导积滞。如此则中焦寒散阳复，积滞可除。

胃阳不布胸脘痛呕案

胸脘痛甚则呕酸，脉细，胃阳不布，先用通阳法。

吴茱萸二钱　干姜一钱　白蔻仁一钱　炙甘草八分桂枝木八分　瓜蒌皮二钱　薤白一钱五分　枳实八分　制半夏二钱　白茯苓二钱　陈皮一钱

水同煎服。(《南雅堂医案》)

●【评议】　中焦胃阳不布，无以运化阴寒之气，寒饮上逆心胸，则胸脘痛。呕酸，示胃气不和，《仁斋直指》云："呕吐出于胃气之不和，人所共知也。"
治拟温通胃阳法，予枳实薤白桂枝汤合二陈汤加减，
温阳散寒，化痰降逆，和胃止痛。

🐚 辛温蠲饮苦辛泄木案 🐚

胸脘作痛，呕吐酸水，肝气与饮邪合而为病，拟
以辛温蠲饮，苦辛泄木，方列于后。

川连二钱，吴茱萸炒　陈皮一钱　广木香一钱　丁香一
钱　白蔻仁一钱五分　干姜八分　川楝子一钱　延胡索一
钱五分　制香附一钱　川椒八分

水同煎服。(《南雅堂医案》)

🐚【评议】　饮邪困脾，肝气犯胃，气机失常，见
胸脘作痛，呕吐酸水，乃"肝气与饮邪合而为病"。
法用辛温蠲饮，苦辛泄木。辛能温化水饮，苦辛能清
泄肝热，方用川椒、干姜、丁香、白蔻仁、陈皮温化
水饮，左金丸、金铃子散平肝清热，制酸止痛，陈
皮、香附、木香理气和胃。

🐚 肝胃气逆上冲胸脘作痛甚剧案 🐚

肝胃气逆上冲，胸脘作痛甚剧，久则气血瘀滞，
曾经吐血，是阳明之血，因郁热蒸迫而上也，血止后
痛势仍未减，每发必在午后，脉小而紧数，舌红无

苔，乃血去阴亦受伤，气分之郁热，仍阻于肝胃之络，不能透达，宜理气解郁，取辛通而不耗津液者为合，议方列下：

旋覆花二钱　广郁金一钱　川楝子一钱　延胡索一钱
制香附一钱五分　白茯苓二钱　炒栀子二钱　陈皮八分
石决明二钱

水同煎服，再吞左金丸二钱。(《南雅堂医案》)

🌸【评议】　肝为风木之脏，内寄相火，喜条达而恶抑郁。病入厥阴，则木郁化火，风火相煽，气机失和。肝胃气逆上冲，累及胸脘而作痛。久病入络，脉络不通，则气血瘀滞。又肝之郁热蒸迫，灼伤胃络，故见吐血，且阴液受伤。总之，以气分之郁热，阻于肝胃之络，治以理气解郁，平泄肝热。金铃子散、香附、郁金疏肝理气止痛，石决明、左金丸、栀子清泄肝火，旋覆花、陈皮、茯苓和胃降逆。

🌸 肝胃气滞血分亦耗脘胁久痛案 🌸

中脘为胃之部，两胁为肝之位，痛在于此，来去靡定，是肝胃气滞，显然可见。据病已十余年之久，久则愈虚，虚则愈痛，气分固滞，血分亦因此而耗，兹将拟方列后。

当归身二钱　土炒白术二钱　酒炒白芍二钱　肉桂

五分　柴胡—钱　白茯苓二钱　炙甘草八分　延胡索—钱
枳壳八分　片姜黄八分（《南雅堂医案》）

●【评议】　肝胃气滞，脘胁久痛，久病生虚，脾
气偏弱，血分亦耗。方用逍遥散加味，以疏理肝胃
气机，健脾养血。其中柴胡、枳壳疏肝解郁，当归
身、炒白芍补血柔肝，土炒白术、肉桂、白茯苓、
炙甘草健脾温中，延胡索、片姜黄行气、活血、
止痛。

土弱木郁湿滞舌苔灰白案

脾土虚弱，湿郁难化，而木气更郁于内，不得舒
伸之机，是以呕恶吞酸，虽有时稍减，而舌苔灰白，
终不见化，脉小左弦，脘胁胀痛，见证更觉显然，若
不急治，恐酿成臌胀之患。

附子八分　炒白术三钱　人参—钱　炮姜八分　炙甘
草—钱　白茯苓三钱　制半夏二钱　陈皮—钱　制川朴—
钱　炒香附—钱　川芎八分　神曲—钱　炒白芍—钱　柴
胡八分

水同煎服。（《南雅堂医案》）

●【评议】　本案病机为脾胃虚寒湿郁难化，肝气
内郁，而见脘胁胀痛，呕恶吞酸，脉小左弦，舌苔灰
白。处方以附子理中汤、二陈汤和柴胡疏肝散加减为
主。三方合并用，温中焦，化湿浊，疏肝郁，和

胃气。

寒热错杂积饮冲逆脘痛案

少腹气升，胃脘痛，呕吐酸苦痰涎，脉象弦数，系寒热错杂之邪，郁于中焦。肝属木，木乘土位，挟积饮冲逆而上，致有此见症，然病已年余，宜用温通和解之法。

附子八分　川连一钱五分，姜汁炒　川椒八分　炒黄柏一钱　炒白术二钱　人参一钱　炮姜八分　细辛八分　炙甘草八分　当归身二钱　制半夏二钱　乌梅肉一钱　炙桂枝五分

水同煎服。(《南雅堂医案》)

✿【评议】　本案患者脘痛腹胀，呕酸吐涎，"系寒热错杂之邪，郁于中焦"，又"木乘土位，挟积饮冲逆而上"所致。故拟和解寒热，温通降逆。药用乌梅丸原方改汤，并调寒热，疏肝畅中；合理中汤温通中焦。加半夏、桂枝化饮平冲降逆。

治中汤合逍遥散治腹痛案

腹居中央属土，土气既虚，不能涵养其木，则木即郁于土中而作痛，拟以治中汤主之，并佐以逍遥散，方列后。

炒白术二钱　人参一钱　炮姜八分　炙甘草八分　青皮八分　陈皮八分　当归身一钱　酒炒白芍一钱　柴胡一钱　白茯苓二钱　薄荷五分

水同煎服。(《南雅堂医案》)

❀【评议】　本案腹痛，为脾虚肝郁所致。故治以治中汤温中健脾理气为主。治中汤出自宋代《太平惠民和剂局方》，是在仲景理中汤(人参、白术、炮姜、甘草)的基础上加青皮、陈皮，以增行气和胃之效。佐以逍遥散原方(柴胡、白术、茯苓、白芍、当归、甘草、炮姜、薄荷)疏肝解郁，健脾和中。方证契合，获效可期。

🏵 肝郁气滞木乘土位案 🏵

肝部气滞，先从小腹作痛，上升及于胃脘，痛无间断；脉左弦右细。此木乘土位也。久恐呕吐反胃。

川连　川楝子　归须　枳实　瓦楞子　吴萸　川郁金　白芍　瓜蒌　橘叶(《醉山草堂医案》)

❀【评议】　肝性升发，喜条达而恶郁滞。土居中焦，为一身气机升降之枢纽。今肝气郁滞，气机不畅，木郁乘土而脘腹作痛。治拟平肝理气，和胃止痛为主。"久恐呕吐反胃"，是对病情转归的预测，可见本处方亦为防微杜渐之计。

胃寒肝郁脘痛反复关脉弦迟案

脘痛反复无定，两关脉弦迟勿劲。此由天气严寒，中州遏滞，所以时止时作，一时难以奏效。交春伊迩，且恐加剧。以益气疏肝主治。

潞党参　吴萸　半夏　白芍　益智　川连_{姜汁拌炒}干姜　陈皮　炙草　佛手（《斡山草堂医案》）

【评议】 本案脘痛反复无定，关脉弦迟勿劲。系在外天气严寒，在内脾胃虚寒，肝气乘势横逆，遏滞中焦。治疗益气疏肝为要，处方中党参、益智、干姜、半夏、陈皮、甘草益气健脾，温中散寒；川连、吴萸、白芍、佛手疏肝理气，和胃止痛。

肝胃不和脘痛及背案

肝胃不和，脘痛及背。此格疾①之根也。

旋覆花_包　瓜蒌皮　川郁金　广藿香　瓦楞子炒苏子　炒归须　川石斛　鲜橘叶　陈皮（《斡山草堂医案》）

【评议】 此案开篇明言"脘痛及背"，乃"肝胃不和"所致，治疗自然以疏和肝胃为主。方中用旋覆花、川郁金、鲜橘叶行气、疏肝、解郁，炒苏子、瓜

---

① 格疾：指"噎格"之类恶疾。

萎皮、瓦楞子、陈皮理气醒脾，宽胸止痛，炒归须、
川石斛养阴、通络、和胃。

脾胃虚寒中州不振案

木郁伤中，脘痛大作。现在痛虽止而胃不开，六
脉沉弱无力，大虚之证也。舍温补无他策。

西党参　淡干姜　煨益智　法半夏　白茯苓　上
肉桂　炒白芍　炙甘草　广陈皮　焦谷芽（《皤山草
堂医案》）

中虚挟寒，脘痛频作，甚至呕吐；脉无力而左右
皆四至。可见阳气素亏，中州虚馁不振。勿忍饥
受凉。

党参　白芍　炙草　陈皮　谷芽　干姜　益智
半夏　云苓（《皤山草堂医案》）

年高，中气愈亏，则肝木愈旺，脘痛所以不
止也。

西党参　淡干姜　炒白芍　煨益智　陈皮　上肉
桂　川楝子　炙甘草　法半夏　茯苓（《皤山草堂
医案》）

【评议】　上三案，均为脾胃虚寒，阳气偏亏，
中州虚馁不振，"舍温补无他策"。方中西党参、白茯
苓、炙甘草补气健脾，淡干姜、煨益智、上肉桂等暖
脾温胃；法半夏、陈皮、炒白芍、焦谷芽降逆理气和

胃。全方共奏补脾温中、益气和胃之功。前案有胃口不开，取焦谷芽消食开胃；后案中虚木旺，加川楝子平肝抑木。

归脾汤治脘痛经岁不瘳案

闵某处境艰难，向多忧虑，脘痛经岁，诸治不瘳，望色萎黄，切脉细弱，问：痛喜按乎？曰：然。得食痛缓乎？曰：然。予曰：此虚痛也。古云痛无补法，此特为强实者言，非概论也。为订归脾汤，嘱多服乃效。如言，服廿剂有应，百剂获痊。后一丐者患同，某检方与之，服数十剂亦愈。（《杏轩医案》）

● 【评议】 本例体现中医治病辨证求因，审因论治的基本原则。从患者"处境艰难，向多忧虑"，可知其烦劳体虚，心神耗伤；且脘痛喜按，得食痛缓，又"望色萎黄，切脉细弱"，表明其为心脾、气血两虚之虚痛。脾为后天之本，与胃相表里，故以归脾汤益气补血，健脾养心。辨证既明，正中病机，守方获效。

辛酸并投制肝安胃治脘痛案

就兄体素虚寒，向患腹痛，服温药相安。年来痛

102

移上脘，气逆呕吐，饮食渐减。丁亥之秋，病发益剧，食全不纳，自服理中六君之属，温理脾阳未应，形羸气怯，卧床不起，遣价逆[①]予。诊脉胃少弦多，望色青白不泽，自以为殆，予曰：无妨，治未中肯耳。尊体平素虚寒，原宜温理。据兹脉证，由于心境欠舒，木郁不达，厥阴干犯阳明，肝气逆横，胃降失职。仲圣云：厥阴为病，气上冲心，心中热疼，饥不欲食。夫肝为将军之官，脏刚性急，脾胃虽俱属土，然须分别治之，不容笼统而论。叶香岩谓胃司受纳，脾主运化；脾宜升则健，胃宜降则和；太阴湿土，得阳始运，阳明燥土，得阴自安。数语实发前人之所未发。观其食入即呕，足见其病在胃而不在脾。理中六君皆是脾药，不能治胃，今胃空若谷，必须参力扶持，始克有济。寒士购参不易，姑思其次，以高丽参代之，乃于六君子汤中除术、甘之柔，加入川椒、乌梅、干姜、木瓜、白芍。另用陈老米水煎服。药则辛酸并投，法合制肝安胃。予辞归。越日就兄专札来云：妙方连服两剂，痛缓呕止，稍能安谷，颇见效灵，深为感佩，尚祈加减。照原法略为出入，守服而痊。次春相晤郡城饶君扬翁宅中，丰采倍胜于前。（《杏轩医案》）

❀【评议】 本案患者腹痛温药可解，而今由腹痛上移而来之脘痛，"气逆呕吐，饮食渐减"，可由脾胃

---

① 逆：迎接。

虚寒导致，但温理无功。"诊脉胃少弦多，望色青白不泽"，肝气郁而横逆，胃气虚而失降，治疗用高丽参等益气和胃，川椒、乌梅等辛散酸收，平降肝逆。合之则制肝和胃，颇见效灵。

養阴柔肝和胃治脘痛案

葛妇西山

脉见虚弦，两关尤甚，月事落后，脘痛上冲而串散，食入作胀，舌黄便结，头眩耳鸣，皆由血虚内热，肝无血养，厥阳易升，法宜养阴柔肝，先和肝胃为治。

大生地三钱　四制香附一钱　归身一钱五分,醋炒　大白芍一钱　生甘草五分　老苏梗一钱　嫩条芩一钱　清阿胶一钱,蛤粉炒　炒黑牛膝七分　橘叶十片

又　水虚木燥，中土益受其伤，脘痛虽缓，而肝阳仍未潜降，脉弦微解，仍不安静，再用丹溪育阴潜阳法。

大生地四钱　归身一钱五分　龟腹版三钱　生牡蛎三钱　炒白芍一钱　炒山栀一钱五分　炒丹皮一钱　阿胶一钱,蛤粉炒　酒炒牛膝一钱　橘叶十片

又　脘痛已止，育阴潜阳得效，脉虽和而微有弦急，恐其月事将来，不免脘腹疼痛，须预防之，照昨方加减。

大生地三钱，酒洗　　熟地炭三钱　　白归身一钱五分
大白芍二钱，半生半炒　　甘草一钱，半生半炒　　制香附一钱，
再用醋炒　　炒山栀一钱五分　　粉丹皮一钱五分　　橘叶十片

丸方：

大生地三两　　大熟地三两，砂仁炒　　大白芍一两，炒白
归身二两　　小茴香一钱，研末拌炒　　炙龟版三两　　煅牡蛎三
两　　阿胶二两，蛤粉炒　　茯神二两，人乳拌晒　　腺膘胶二两，
蛤粉炒　　沙苑蒺藜二两　　炒丹皮一两五钱　　酒炒川芎五钱
苍术五钱　　炒栀皮一两　　炒神曲二两　　白蔻仁五钱　　炙甘
草五钱　　四制香附一两五钱

上药治末，先用上西党参六两，肥玉竹六两，川
石斛八两，合欢皮八两，金针菜一斤，熬浓膏，代蜜
为丸，桐子大，每空心，淡盐开水送四钱。(《吴门治
验录》)

❀【评议】　案中妇人胃脘痛，其病在气血。所谓
"女子以肝为先天"，而因"肝为刚脏""体阴而用
阳"，气血不足，则血不养肝，阴不制阳，故肝阳
升，气机乱而脘痛、头晕诸症起。法宜养阴柔肝，
先和肝胃为治。生地、阿胶、归身养阴补血柔肝；
白芍、生甘草缓急止痛；橘叶、香附、老苏梗疏肝
理气，宽中和胃；嫩条芩清肝热；炒黑牛膝入以降
上升之厥阳。诸药共奏养血补阴、柔肝缓急、和胃止
痛之功。复诊取丹溪育阴潜阳法，强化育阴血、平肝
阳之效。

血分之寒化热上阻肺气升降无权案

葛西山

左关沉迟，肝为寒郁，右关沉弦，脾为木乘，故有脘痛之疾举发，必月余方止。现晨起气升，得嗳方快，否则气降复升，必干呕始宽。此血分之寒化热，上阻肺气，升降无权。宜肝胃两和，以疏气为主。

瓜蒌皮三钱　薤白一钱，酒洗三次　白蔻仁五分，炒研　大白芍一钱　甜杏仁三钱，去皮尖　枇杷叶二钱，刷　橘叶十片

又　肝胃两和，服药颇适，右关尚有虚弦之象，故干呕虽减，而气仍不舒，再照前方加减。

瓜蒌皮三钱　薤白一钱，酒洗　制半夏一钱五分　陈皮一钱　茯苓三钱　炙甘草三分　大白芍一钱，酒炒　白蔻仁五分，炒　枇杷叶二钱，刷　橘络二钱

又　右关渐和，按之尚嫌细数，早晨不适，气机升降不利者，土虚木克故也。拟东垣土中抑木法，可以多服。

炒冬术一钱五分　生薏米三钱　宣木瓜一钱五分，酒炒　大白芍一钱　炙甘草三分　怀山药二钱，炒　瓜蒌皮三钱　薤白一钱，酒洗　白蔻仁五分　橘叶十片

丸方：

上西党参四两　蒸冬术二两　云茯苓二两，人乳拌蒸　制半夏二两　陈皮一两，盐水炒　炙甘草五钱　归身二两，

酒炒　大白芍一两，酒炒　瓜蒌皮三两，米炒　白蔻仁七钱
宣木瓜一两，酒炒　炒薏米四两　焦神曲一两五钱　炒谷
芽二两

　　上药治末，炼蜜为丸，桐子大，每空心，开水送
四钱。

　　问：前二症俱属肝脾不和，一则用育阴潜阳，一
则用培土抑木，岂妇人与男子各有主治与？曰：妇病
在血，血不养肝，肝阳升而诸病起，故用育阴潜阳
法；男病在气，脾气虚则土不生金，金不制木而肝益
肆，故用培土抑木法。一补肝之母以养肝，一补金之
母以制木，其实皆肝脾两和也。若男见肝虚，尤宜育
阴；妇见脾虚，尤宜抑木，对症发药，难于执一也。
（《吴门治验录》）

　　❀【评议】　本案男子因肝为寒郁，脾为木乘而发为
胃脘痛。"肝喜条达而恶抑郁"，肝气为寒邪所郁，气
机失于调达，肝郁乘脾，两脏气机失和，久而血分之
寒化热，上阻肺气，升降无权。治宜肝胃两和，先以
疏理肺胃气机为主，故用瓜蒌皮、薤白、杏仁、枇杷
叶宣肺降逆；白蔻仁、白芍、橘叶疏肝理气和胃。之
后专治脾虚之本，培土抑木，汤丸并进，以巩固疗效。

❀ 肝胃两伤脘痛经闭病深案 ❀

屠妇幽兰巷

两关重按虚软，肝胃两伤已久，脘痛阻食，食粥亦胀，此由呕吐伤胃。经闭九月，面黄肌削。其病已深，计惟培土抑木，煎丸并进一法。

於术一钱五分，土炒　炙鸡内金三钱　炒白芍一钱五分　半夏一钱五分，姜汁制　陈皮一钱　茯苓三钱　车前子三钱　荷叶灰一钱五分　饭灰一钱　橘叶一钱五分

万愈中和丸四钱，同煎。

又　照前方加：杜仲粉三钱。

丸药仍同煎服。

又脉象稍起，脘中痛胀亦解，饮食稍进，眼黄面色渐转，惟四更睡醒口干，再照前方加减。

北沙参四钱　土炒冬术一钱　炙鸡内金三钱　制半夏一钱五分　陈皮一钱　茯苓三钱　车前子三钱　荷叶灰一钱五分　饭灰一钱　生杜仲三钱

万愈中和丸三钱，同煎。

又　脉象面色俱大有转机，但经期未转，病根究竟未除，再照前方，少加和阴之品。

北沙参八钱　土炒冬术一钱　炙鸡内金三钱　水炒生地六钱　全当归二钱　台乌药一钱　天冬一钱五分　生杜仲三钱　炙龟版三钱　牛膝一钱，盐水炒　车前子二钱　延胡索二钱，酒炒　荷叶灰二钱　饭灰一钱

万愈中和丸三钱，空心，开水送下五服，经通。

又　停煎剂，但服丸药调补。

丸方：

大熟地八两，砂仁炒 全当归四两，酒炒 白芍三两，酒炒 川芎二两 炙黄芪三两 上党参六两 蒸於术一两五钱 上瑶桂心五钱 台乌药三两 茯苓三两 四制香附三两 炒黑山栀二两 炒粉丹皮一两 泽泻一两，盐水炒 延胡索二两，酒炒 阿胶三两，蛤粉炒 鸡血藤膏一两，蛤粉炒 白扁豆三两 新会皮一两五钱 炙鸡内金五两 甜沉香三钱，剉 牛膝一两五钱，盐水炒

上药治末，用金针菜一斤，合欢皮八两，川通草一两，煎汤泛丸，麻子大，每空心，开水送四钱。

问：肝胃之疾，亦妇女常有，然至痛胀反胃，两载不瘥，面黄肌削，经闭九月，服药无效，自分已无生理。今诊无数次，遂得就瘥，何也？曰：女子多郁，病每在肝，肝郁乘土，脾胃受伤，而肺金无所生扶，不能制木，以致肝夹心相二火上逆，为痛、为呕，阻食作胀，久久不调，遂成经闭重症，几至不起。治者或指为厥逆翻胃，或指为痞胀噎格，甚或指为痰饮中阻者，俱属隔靴搔痒，无怪病症不减而增。余见其脉，虽沉不涩，面虽黄不焦，腹虽胀气尚未喘，虽呕吐阻食，究竟痛缓则止，与朝食暮吐，暮食朝吐者有间。且肌虽瘦，神情不衰。全是一派肝郁乘土，久而两伤。急用温调，似可渐转，故起手即用培土抑木，煎丸并进之法，数剂后脉幸稍起，痛胀未来，饮食稍进，面黄色转，仍未敢即为更张。迨至色脉俱平，诸症不至，然后用和阴通经等剂，以除其根

株，果得经通病除。另用丸药常服，竟能幸而成功，亦此妇命不应绝，故得假手于余也。但此等症，妇女极多，诸子务宜认定肝郁乘土之原，勿以凉药再伤其胃，早仿万愈中和饮意，用桂以平木，参术培土，芳香疏气开胃，痛呕既平，又何至有经闭之重症耶？留心司命者，须切记之！（《吴门治验录》）

❀【评议】　案中屠妇肝胃之疾，亦妇女常有。女子多郁，病每在肝，肝郁乘土，脾胃受伤，为痛、为呕，阻食作胀，久久不调，遂成经闭重症，几至不起。虽形体瘦削，但神情不衰。治用培土抑木，乃是正途。服药煎丸并进，终获色脉俱平，诸症不至。案末问答解释甚详，读后启发良多。

❀ 肝胃气痛呕吐酸水案 ❀

沈　肝胃气痛，发则呕吐酸水。治以温通。

二陈汤去草，加瓜蒌皮、吴茱萸、白胡椒、当归、香附、川楝子。（《王旭高临证医案》）

❀【评议】　本案肝胃气痛，呕吐酸水。王氏"治以温通"，显然，除肝气郁结，胃气上逆外，尚有痰饮在胃，故用二陈、吴茱萸、白胡椒温脾散寒，化痰降逆，加瓜蒌皮、当归、香附、川楝子疏肝理气止痛。

胃中有寒肝家有火案

时　脘痛不时发作，曾经吐蛔，兼见鼻血。女年二七，天癸未通，想由胃中有寒，肝家有火。

金铃子散加五灵脂、香附、干姜、川连、使君子肉、乌药、乌梅、茯苓。

复诊　肝胃不和，脘胁痛，得食乃安。中气虚，拟泄肝和胃。

二陈汤去草，加川连、六神曲、乌药、高良姜、香附、砂仁。（《王旭高临证医案》）

【评议】　本案患者脘痛不时发作，曾经吐蛔，类似《伤寒论》中的厥阴病，其病机是寒热错杂，王氏认为"胃中有寒，肝家有火"，故初诊用药以温胃散寒、疏肝清火为主。复诊时，"脘胁痛，得食乃安"，仍肝胃不和，中气不足，故处方以泄肝理气、益中和胃为要。方中使君子肉，乃杀虫祛蛔之良药。用乌梅者，是取仲景乌梅丸意。

和胃养血生津益气为治案

殷　呕而不食，病在胃也。食而腹痛，病在脾也。痛连胸胁，肝亦病矣。气弱血枯，病已深矣。和胃养血、生津益气为治。

淡苁蓉　枸杞子　归身　火麻仁　大麦仁　茯苓

半夏　陈皮　沉香　砂仁（《王旭高临证医案》）

❀【评议】　本病患者呕而不食，食而腹痛，痛连胸胁，病位涉及胃、脾和肝，其根本是"气弱血枯"。故方中苁蓉、茯苓、枸杞子、归身、火麻仁益气健脾、养血生津，半夏、陈皮、大麦仁、沉香、砂仁理气化湿，降逆和胃。合之和胃养血，生津益气。

❀ 脾胃阳衰浊阴僭逆心嘈脘痛案 ❀

冯　脾胃阳衰，浊阴僭逆。每至下午腹左有块，上攻则心嘈，嘈则脘痛，黄昏乃止。大便常艰。拟通胃阳而化浊阴，和养血液以悦脾气。

淡苁蓉　陈皮　吴茱萸　茯苓　柏子仁　郁李仁沙苑子　乌梅　川椒　制半夏

复诊　脘痛呕酸，腹中亦痛。非用辛温，何能散寒蠲饮。

二陈汤去草，加肉桂、制附子、干姜、吴茱萸、川椒、白术、蔻仁。（《王旭高临证医案》）

❀【评议】　本案腹有气块，心嘈脘痛，大便常艰。王氏辨为脾胃阳衰，浊阴冲逆。浊阴者，乃指寒饮也。治疗"拟通胃阳而化浊阴，和养血液以悦脾气"。复诊再加强化浊阴之力度，故增肉桂、附子、干姜等辛温之品，以散寒蠲饮。

苓桂术甘汤加味治脘间窒痛五载案

某　自咸丰四年秋季，饱食睡卧起病，今已五载，过投消积破气之药，中气伤戕。脘间窒痛，得食则安，不能嗳气，亦不易转矢气，脉迟弦。肝胃不和，阳虚寒聚于中。拟通阳泄木法。

苓桂术甘汤加陈皮、白芍、吴茱萸、干姜、大枣。

复诊　胸背相引而痛，症属胸痹。

二陈汤去草，加瓜蒌仁、制附子、桂枝、干姜、吴茱萸、蔻仁、竹茹。（《王旭高临证医案》）

【评议】《黄帝内经》云："饮食自倍，肠胃乃伤"。今饱食起病，脾胃已伤，过投消积破气之药，中气更伤，脾阳亏虚，寒饮聚于中焦，加上气机不畅，肺胃不和，以致脘间窒痛。故取苓桂术甘汤加味治疗，以温中散寒蠲饮，疏肝和胃止痛。

温中固下佐以镇逆案

孙　中虚土不制水，下焦阴气上逆于胃。胃脘作痛，呕吐清水，得食则痛缓。拟温中固下，佐以镇逆。四君子汤去草，加干姜、乌药、白芍、熟地、紫石英、代赭石、橘饼。

渊按：土虚水盛，用熟地未合。若欲扶土，不去草可也。（《王

旭高临证医案》)

❀【评议】 本病中土亏虚，土不制水，下焦阴寒上逆犯胃也。当以温中散寒固下，佐以降逆和胃。处方参、术、苓、姜、乌药、白芍、熟地温脾固肾，紫石英、代赭石重镇降逆，橘饼理气和胃。又王氏治疗胃脘痛，常去甘草，虑恐"甘味碍胃"。

❀ 痰隔中焦食入脘痛案 ❀

王　痰隔中焦，食入脘痛，口沃清水，呕吐黏痰。大便坚结，肠液枯也。时多空嗳，胃失降也。拟化痰和胃、降气润肠法。

旋覆花_{盐水炒} 代赭石　杏仁　半夏　橘红　瓜蒌皮　瓦楞子　苏子　白芥子　莱菔子　姜汁　地栗汁（《王旭高临证医案》）

❀【评议】 本案为痰结实证，痰阻中焦，胃失和降。治以旋覆代赭汤合三子养亲汤加减，以达化痰和胃、降气润肠之效。方中旋覆花、代赭石、半夏、姜汁四药相配，正合仲景旋覆代赭汤化痰下气、和胃降逆之意；苏子、白芥子、莱菔子三子养亲汤功擅化痰消食降气；橘红、瓜蒌皮、瓦楞子化痰理气和胃；杏仁、地栗汁化痰生津，润肠通便。总观全方布局，化痰而开中焦蕴结，降逆而和胃肠气机。

🌸 胃痛背冷如冰案 🌸

李　二十四岁　乙酉五月初三日　每日五更，胃痛欲饮，得食少安，胃痛则背冷如冰，六脉弦细，阳微，是太阳之阳虚，累及阳明之阳虚，阳明之阳虚现症，则太阳之阳更觉其虚。此等阳虚，只宜通补，不宜守补。

半夏六钱　广皮四钱　川椒炭五钱　干姜四钱　桂枝八钱

十四日　背寒减，腹痛下移，减桂枝，加萸、良姜。(《吴鞠通医案》)

🌸【评议】　本案五更胃痛，伴背冷如冰，六脉弦细，吴氏认为是太阳阳虚，累及阳明亦虚。笔者理解，此"太阳"指足太阳膀胱经。"阳明"指胃。太阳在表，表现背冷；阳明在里，表现胃痛。故治疗既要温补胃阳，又要温散表寒，故言"此等阳虚，只宜通补，不宜守补"。方以半夏、陈皮行气和中；川椒炭、干姜温补胃阳；桂枝温散表寒。复诊时，背寒减，说明表寒散，太阳复，故减桂枝。加萸、良姜，仍着力温补阳明。

🌸 久痛在络中焦虚寒胃痛案 🌸

钱　二十七岁　乙酉五月二十八日　六脉弦紧，

胃痛，久痛在络，当与和络。

公丁香_{八分} 小茴香炭_{二钱} 生姜_{二钱} 归须_{二钱} 桂枝尖_{三钱} 降香末_{三钱} 乌药_{二钱} 良姜_{一钱} 半夏_{三钱}

此方服七帖后痛止，以二十帖神曲为丸，服过一料。

八月十九日　六脉弦细而紧，脏气之沉寒可知，食难用饱，稍饱则膜胀，食何物则嗳何气，间有胃痛时，皆腑阳之衰也。阳虚损症，与通补脏腑之阳法，大抵劳阳者十之八九，劳阴者十之二三，不然经何云劳者温之。世人佥①以六味八味治虚损，人命其何堪哉，暂戒猪肉介属。

半夏_{六钱} 川椒炭_{三钱} 白蔻仁_{二钱} 益智仁_{四钱} 小枳实_{二钱} 良姜_{三钱} 茯苓块_{三钱} 生姜_{五钱} 丁香_{二钱} 广陈皮_{五钱}

《经》谓必先岁气，毋伐天和，今年阳明燥金，太乙天符，故用药如上，他年温热宜减。

二十四日　前方已服五帖，脉之紧无胃气者和，痛楚已止，颇能加餐，神气亦旺，照前方减川椒一钱，丁香一钱，再服七帖，可定丸方。

三十日　前因脉中之阳气已回，颇有活泼之神，恐刚燥太过，减去川椒、丁香各一钱，今日诊脉，虽不似初诊之脉紧，亦不是念四日之脉和肢凉，阳微不及四末之故。与前方内加桂枝五钱，再服七帖。

---

① 佥（qiān）：众人；大家；皆。

丸方

诸症向安，惟六脉尚弦，与通补脾胃两阳。

茯苓块八两　小枳实二两　生苡仁八两　白蔻仁一两
半夏八两　於术四两　广陈皮四两　人参二两　益智仁四两

共为细末，神曲八两，煎汤法丸，梧子大，每服三二钱，再服三服，自行斟酌。

备用方：

阳虚之体质，如冬日畏寒，四肢冷，有阳微不及四末之象，服此方五七帖，以充阳气。

白芍六钱　生姜五钱　炙甘草三钱　桂枝四钱　大枣三枚，去核　胶糖一两，化冲

煮两杯，分二次服。

此方亦可加绵黄芪、人参、茯苓、白术、广橘皮。（《吴鞠通医案》）

【评议】　胃痛，久痛入络，六脉弦紧，尚有寒气，当以散寒和络，予温中散寒理气通络之剂，药后痛止。然脘胀嗳气，诊脉弦细而紧，病本乃脾胃虚寒，治以健脾温中为主，制丸巩固。备用方即小建中汤，或加益气健脾理气之品。

脘胁疼痛呕酸多年不愈案

李　四十六岁　乙酉四月十六日　胃痛胁痛，或

117

呕酸水，多年不愈。现在六脉弦紧，皆起初感燥金之气，金来克木，木受病，未有不克土者。土受病之由来，则自金克木始也，此等由外感而延及内伤者，自唐以后无闻焉。议变胃而受胃变法，即用火以克金也。又久病在络法：

公丁香一钱　茯苓五钱　枳实四钱　川椒炭三钱　苡仁五钱　生姜五钱　半夏五钱　陈皮三钱

四帖。

二十三日　复诊仍用原方四帖。

五月初二日　现在胃痛胁痛吐酸之证不发，其六脉弦紧不变，是胸中绝少太和之气，议转方用温平，刚燥不可以久任也。

桂枝四钱　茯苓五钱　生姜三钱　陈皮三钱　大枣二枚　炙甘草二钱　半夏五钱　干姜二钱　苡仁五钱　白芍四钱

服之如无弊，可多服。

十一日　诊脉已回阳，去干姜，减桂枝之半。

二十四日　复诊脉仍紧，原方加：益智仁二钱。

服三帖愈。(《吴鞠通医案》)

❀【评议】　"胃痛胁痛，或呕酸水，多年不愈"，病起初感燥金之气，燥金司天，金旺克木，木受病乘之于土，乃金之过也，治疗用药如丁香、川椒、生姜等温药，以火克金，金不克木，木不乘土，土自安矣。待症状缓解后，仍需培土温中，转方用温平，处方以桂枝汤合二陈汤加味，其恙可安。

❀ 肃降肺胃治脘痛便秘案 ❀

张氏　气攻胸脘胀痛，身热口干便秘，寸脉浮长，关小数，此肺脾郁久化热，致津液不行，故便燥而艰也。用苦降法，枇杷叶、郁金汁、枳壳、杏仁、百合、麦门冬、蒌霜、郁李仁、生蜜冲入。数服而平。(《类证治裁》)

❀【评议】　肺与脾胃在水液代谢和气机升降等生理功能上密切联系，在病理上也相互影响，此案即是肺脾气机郁结，化热伤胃阴的实例。治疗上采用肃降肺胃、养阴润燥之法正切中病机，故疗效良好。结合临床实践，将肃降肺气之法应用在慢性胃炎、消化性溃疡等以气郁热蕴为主的病证中，确实能起到比单顾脾胃更好的治疗效果，可见，脏腑之间息息相关是临证思辨时重要的一环。

❀ 失笑散一服痛除案 ❀

房叔　胃脘痛，脉细涩，服香砂六君子汤去白术，加煨姜、益智。痛定后，遇劳复发，食盐炒蚕豆，时止时痛。予谓昔人以诸豆皆闭气，而蚕豆之香能开脾，盐之咸能走血，痛或时止，知必血分气滞，

乃用失笑散，一服痛除。(《类证治裁》)

❀【评议】 此案前半段用香砂六君子汤治疗脾胃虚弱之胃脘痛乃是常规治法，并无特别。精彩之处在于，患者遇劳复发之后，通过询问得知食盐炒蚕豆而出现"时止时痛"，从这个细节分析出复发后的痛与"血分气滞"有关，只用了失笑散两味药，活血散滞，通络止痛。一服即痛止，此桴鼓之效，非洞察明辨之高手不能及也！

❀ 辛通血络治脘痛日久案 ❀

史 脘痛日久，血络亦痹，理用辛通。当归须、延胡索、橘络、香附、枳壳、降香、郁金汁，服效。(《类证治裁》)

张 操劳伤阳，脉迟小，胃口隐痛，绵绵不已，治用辛温理气。制半夏、良姜、金橘皮、茯苓、檀香、归须、韭子炒研，一啜痛止。(《类证治裁》)

❀【评议】 此二案皆用理气活血方药获良效，究其原因是抓住了胃脘痛的基本病机：脾胃气血瘀阻不畅，"不通而痛"。前案痛久伤血络，故在理气药基础上加用当归须活血通络，达到更好的止痛效果。后案由于"操劳伤阳"，故用半夏、良姜、韭子等辛温之品振奋胃阳，而达到通活气血除隐痛的目的。林氏医案体现出的知常达变、精准用药，是以其扎实、深厚的学识经验为基础，值得今人深思。

❀ 甘缓养阴治胃久痛案 ❀

薛　痛久热郁，口干内烦，不宜香燥劫液，询得食痛缓，知病在脾之大络受伤，由忍饥得之。甘可缓痛，仿当归建中汤法：炒白芍二钱半，当归钱半，炙草一钱，豆豉（炒）钱半，橘白八分，糯稻根须五钱，饴糖熬，三钱冲，数剂痛定。常时食炒粳米粥，嗣后更与调养胃阴。杏仁、麦门冬、白芍药、当归、薏仁、半夏（青盐炒）、南枣。数服痛除。（《类证治裁》）

❀【评议】　当归建中汤出自《千金翼方》，由当归、桂枝、芍药、生姜、甘草、大枣组成，具有温补气血、缓急止痛之效。本案患者现郁热之象，故去掉桂枝、生姜、大枣温燥之品，而加豆豉、橘白散热除烦，糯稻根须甘寒养阴。药证合拍，故数剂痛定。因思病缘忍饥而起，胃消磨而乏谷食，胃阴暗耗，续以滋养胃阴，清润顺降为主，符合胃"喜润恶燥"的特性，可谓投其所好；同时用粳米粥进行饮食调养，也是中医治未病思想"病后防复"的具体体现。

❀ 胃痛气逆上引胸胁案 ❀

黄载阳　胃痛气逆，上引胸胁，纳食则胀痛猛甚，脉迟弦滑。此多思郁结，气陷于土，脾不升，胃不降，致水谷之海壅闭，所谓不通则痛耳。宜疏木以达之。取乎《内经》胜克治病之旨。

逍遥散合四磨饮。(《龙砂八家医案》)

🔘【评议】　此案从症状及脉象看，乃是脾胃气机壅滞之象，治当以理气导滞为法，由于胸胁部亦有胀痛，在脾胃气机失调的同时肝气郁结在所难免，遣方时选逍遥散疏肝木的同时兼能健脾胃、养肝阴，配合四磨饮行气降逆，宽胸散结，共同达到理气止痛的效果。是五行制化理论指导实践的良好例证。

🔅 健运中州除诸症案 🔅

峭岐赵湘远　人身气血，流布经俞脉络，全赖中州施化，得以纳谷生津，考之《内外伤辨》，所以独取脾胃立论也。今诊脉弦细而迟，胁痛嗽血，得自力伤，不独金水交亏，缘土衰少生化之权，致吞酸脘痛，妨于饮食。此即东垣所谓戊无火不运，而痛斯作。宜温中辛散，佐苦甘淡以泄之。若徒补下元，则太阴之脾藏愈窒矣。

川朴　橘红　炙草　北沙参　茯苓　干姜　木香草蔻仁

又　痛缓嗽减血止，饮食渐加，坤土健运已行，木火亦能和敛，然水弱难以骤补，宗缪仲淳脾肾双补法。

茯神　扁豆　沙参　蒺藜　芡实　生地炭　麦冬
白芍　枇杷叶（《龙砂八家医案》）

●【评议】　此案病证涉及肺肝脾肾，症状颇多，但用药却并不庞杂，药后取得良好疗效，这得益于医者对病机的深透分析。所有症状源于气血生化无权，以健脾助运为重点，培土生金、脾肾双补，故诸症皆除。可见医者深得李东垣《脾胃论》之精髓，也体现出治病求本之真谛。

❀郁热深重脘痛案❀

尊翁六脉弦数，身热如烙，舌起黑苔，中脘按之而痛，大便自利，小便赤色，邪热郁伏，值此高年，属在大险。拟方服之一剂，若能稍减，即是生机。

石膏八钱　川连一钱　连翘三钱　柴胡三钱　葛根二钱　黄芩二钱　枳实二钱　甘草五分　知母二钱　山栀三钱　竹叶十片　灯心三尺

服之大效。

又　六脉洪滑有力，舌燥唇焦，胸满胀痛，手不可按，口渴无汗。此阳明夹食之候，法宜先用解肌，后议清里可也。

粉葛三钱　石膏二钱　豆豉二钱　山栀钱半　枳实二钱　甘草三分　薄荷一钱　姜二片

又 初八日，晚诊得右寸关滑大，肝部浮数，腹痛虽平，而肌表之热未退，主解肌清表。

干葛三钱 石膏三钱 桔梗一钱 甘草三分 黄芩一钱 蒌仁二钱 泽泻一钱 丹皮一钱 芦根五分 姜二片（《龙砂八家医案》）

●【评议】 此案患者发病伊始，热势嚣张，乃危重之症，看似预后不佳。但三诊过后，竟以解肌清表轻松收功。方药中，自始至终出现的柴胡、栀子、薄荷、豆豉等开宣轻散之品惹人眼球，思量中《黄帝内经》"火郁发之"四字闪现眼前。关于这一点，明代张景岳的解释甚是明了："凡火郁之病，为阳为热之属也，其应心、小肠、三焦。其主在脉络，其伤在阴分。凡火所居，其有结聚敛伏者，不宜蔽遏，故当因其势而解之、散之、升之、扬之，如开其窗，揭其被，皆谓之发，非独止于汗也。"对此，在临床实践中灵活运用，确实需要反复琢磨。

❀ 胃寒痛误治而发阴毒案 ❀

次媳朱氏，体素薄弱。戊戌仲春，患胃气疼痛，牵引少腹，医者不知暖中驱寒，徒执便闭为阳结，口渴为热盛，投以生血寒凉，腹痛日甚。连更数医，若出一辙。病延两月，日增沉重，食少肌瘦，卧床不起，奄奄待毙。余偕次儿后静侨寓江城，未之知也。

四月望后，遣人至省告余，即命次儿携药以归，用附桂理中汤加吴茱萸、川椒、砂仁、小茴，大剂煎服，腹痛稍减。服至三十余剂，计用熟附三斤有余，方能阳气遍达，阴寒痰饮不敢肆虐，结聚脐中，发为阴毒，坚大如盘，溃流清水。又服芪、术、附、桂、干姜、党参、茯苓、山药、故纸、小茴，年余乃得脓干口收，肌肉复生。《伤寒》书云：脏结者不治。其此症欤。（《尚友堂医案》）

⬤【评议】 患者胃痛本由素体虚弱，寒邪稽留中焦所致，但因有便闭、口渴等表现，众医不能辨出真寒假热之证而误用寒凉，导致脏腑功能几近衰竭的危候。后虽用暖中散寒之法缓解了腹痛，但由于阴寒痰饮深重，加之中焦更虚，非持续益气温阳不能取效。不能明辨寒热，误治引发危证，当引以为诫。

🌀 平肝养阴和胃治脘痛案 🌀

俞

阴虚之体，肝火劫伤胃液，痰气凝结于胃，下午腹痛，痛甚无寐，头眩便燥，患经五月，防痛甚致厥。

瓦楞子三钱　姜半夏一钱五分　青皮一钱　白芍一钱五分　金铃子一钱五分　枳实一钱　乌梅一钱　使君子三钱　老苏梗五分　鲜佛手一钱五分

俞（又诊）

前进两和肝胃，脘痛得减，痰血未呕，大便续通未畅，唇色泛紫，瘀痰犹滞络中也。

苏梗五分　炙鳖甲五钱　枳壳一钱　木瓜五分　瓦楞子三钱　使君子三钱　青皮七分　单桃仁三钱　川楝子一钱五分　乌梅七分　鲜佛手一钱

俞（又诊）

叠进平肝和胃，蛔厥之痛势虽止，阴血已伤，起居宜慎。

制首乌四钱　炙鳖甲五钱　川楝子一钱五分　香苏梗五分　炒山药三钱　乌梅肉一钱　瓦楞子三钱　宣木瓜五分　川石斛三钱（《花韵楼医案》）

✱【评议】　患者腹痛剧烈，引起疼痛的原因是肝火犯胃、痰气郁结，虽然是阴虚之体，但首诊治疗以平肝和胃、理气化痰为主，体现了"急则治其标"的原则。待脘痛缓解，再用制首乌、木瓜、石斛、乌梅等滋阴养血，遵循"缓则治其本"的名训。此案三诊，标本缓急，层次分明，思辨准确，药证契合，值得仔细体味。

✿ 通降法治误用温药脘痛加重案 ✿

沈某患脘痛呕吐，二便秘涩，诸治不效，请孟英视之。脉弦软，苔黄腻。曰：此饮证也，岂沉湎于酒乎？沈云：素不饮酒，性嗜茶耳。然恐茶寒致病，向以武彝红叶，熬浓而饮，谅无害焉？孟英曰：茶虽凉而味清气降，性不停留，惟蒸遏为红，味变甘浊，全失肃清之气，遂为酿痰之媒，较彼曲蘖，殆一间耳。医者不察，仅知呕吐为寒，姜、萸、沉、附，不特与病相反，抑且更煽风阳，饮藉风腾，但升不降，是以上不能纳，下不得通，宛似关格，然非阴枯阳结之候。以连、楝、栀、芩、旋覆、竹茹、枇杷叶、橘、半、苓、泽、蛤壳、荷茎、生姜衣为方，送服震灵丹。数剂而平，匝月而起。眉批：此上有停饮，下元虚寒，故用药如此。（《王氏医案续编》）

　　陆厚甫室，陈芷浔主事之女也。产后经旬，偶发脘痛，专用与温补药。脘痛何以投温补，不问可知其误矣。因寒热气逆，自汗不寐，登圊①不能解，而卧则稀水自流，口渴善呕，杳②不纳谷，金云不起矣。乃父速孟英诊之，脉弦数而滑，曰：本属阴亏，肝阳侮胃，误投温补涩滞之剂，产后肝血大亏，所以阴虚，肝失血养，故阳独盛。气机全不下降，以致诸证蜂起，医者见而却走，是未明其故也。与沙参、竹茹、楝实、延胡、栀、连、橘、贝、杏、斛、枇杷叶。为肃肺以和肝胃法，覆杯即安。但少腹隐隐作痛，于前方去杏、贝、竹茹，加知母、花粉、苁蓉、白芍、橘核、海蜇。乃

---

① 圊：厕所。
② 杳（yǎo）：渺茫，深远。

解宿垢而瘳。此脘痛之根。（《王氏医案续编》）

🌀 **【评议】** 此二案皆由误用温药使气机升降失常而病证渐重，王孟英均以通降之法，或降逆和胃，或肃肺平肝，使肺、肝、胃之气机调顺而建功。前案痰浊壅盛而清阳不升、浊阴不降，现上盛下虚之候，故加用震灵丹（禹余粮、紫石英、赤石脂、代赭石等）固补肝肾；后案产妇为阴虚、血虚之体，故复诊去苦寒之品而加柔肝养阴之药，药证对应，故疗效满意。通降法可以说是临床治疗以胃脘痛、呕吐等为主症的消化系统疾病的大法，如何灵活运用值得用心体味。

🌸 寓补于通救胃气案 🌸

金某久患脘痛，按之漉漉有声，便秘溲赤，口渴苔黄，杳不知饥，绝粒五日，诸药下咽，倾吐无余。孟英察脉沉弱而弦。用海蜇、荸荠各四两煮汤饮之，径不吐，痛亦大减。继以此汤煎高丽参、黄连、楝实、延胡、栀子、枳椇、石斛、竹茹、柿蒂等药，送服当归龙荟丸。旬日而安。续与春泽汤调补收绩。盖其人善饮而嗜瓜果以成疾也。眉批：此肝气挟痰饮上逆也。缘素嗜瓜果，胃阳久伤，故于平肝涤饮之中，加参以扶胃气。（《王氏医案续编》）

🌀 **【评议】** 此案眉批一语中的。痰饮随肝气上逆，当平肝涤饮；又胃阳受伤，需补胃气。如此通补兼施，用药拿捏准确，王氏之医术精湛可见一斑。

❀ 脘痛发厥从风痰论治案 ❀

吴酝香大令①仲媳，汛愆而崩之后，脘痛发厥，自汗肢冷。孟英脉之，细而弦滑，口苦便涩。乃素体多痰，风阳内鼓，虽当崩后，病不在血。与旋、赭、羚、茹、枳、贝、蒌、萎、蛤壳为方，痛乃渐下，厥亦止。再加金铃、延胡、苁蓉、鼠矢，服之而愈。迨季冬因卒惊发狂，笑骂不避亲疏。孟英察脉弦滑而数，与犀、羚、元参、丹皮、丹参、栀子、菖蒲、竹叶、鳖甲、竹沥，吞当归龙荟丸，息风阳以涤痰热，果数剂而安。然平时喜服补药，或有眩晕，不知为风痰内动，益疑为元气大虚。孟英尝谏阻之，而彼不能从。至次年季春，因伤感而狂证陡发，毁器登高更甚于昔。孟英视之，苔黑大渴，与前方加真珠、牛黄服之，苔色转黄，弦滑之脉略减，而狂莫可制，改以石膏、朱砂、眉批：凡药中用朱砂者，宜另研冲服，不可同入煎剂。铁落、菖蒲、青黛、知母、胆星、鳖甲、金铃、旋覆、元参、竹沥为大剂，送礞石滚痰丸，四服而平。继而脚气大发，腹痛便秘，上冲于心，肢冷汗出，昏

---

① 大令：古代对县官的尊称。

晕欲厥。与连、楝、栀、茹、小麦、百合、旋、贝、元胡、乌药、雪羹、石英、鼠矢、黄柏、藕等药而安。(《王氏医案续编》)

❀【评议】 此案王氏初诊已明确诊断为风痰内扰之证,治疗均围绕凉肝息风、清热化痰遣方用药。难能可贵的是,在劝阻患者不能盲目大补元气时,患者不听从,但遇到疾病复发,王孟英面对患者狂躁怒骂之疑难重症,不计前嫌,全心救治,仁心仁术的崇高境界,令人敬仰,值得从医者以之为榜样。

❀ 和肝开郁清痰缓痛止吐案 ❀

曹稼梅令爱[①],患眩晕脘痛,筋掣吐酸,渴饮不饥,咽中如有炙脔。朱某与温胃药,病日剧。孟英诊脉弦滑,投茹、贝、萸、连、旋、赭、栀、楝、枳、郁、雪羹之药,和肝开郁清痰。十余剂始愈。(《王氏医案续编》)

庄芝阶舍人令爱,孀居在室,陡患气冲欲厥,脘痛莫当,自服沉香、吴萸等药,病益剧,而呕吐发热,略有微寒。孟英按脉弦滑且数,苔色滑腻微黄,而渴喜冷饮,便秘溲热,眠食皆废。是伏痰内盛,肝逆上升,而兼吸受暑热也。予吴萸水炒黄连、枳实、竹茹、栝蒌、石膏、旋覆、赭石、知母、半夏、雪

---

① 令爱:古代对他人女儿的称呼。

羹。服二剂吐止痛减，五剂热退而解犹不畅，旬日始得豁然，乃去石膏、知母、旋、赭，调之而愈。(《王氏医案续编》)

【评议】 此二案发病与"妇人多郁"关系密切。妇人常思虑过度，容易情志失调，气机郁结是其患病的主要起因。气郁导致气机升降失常，还会影响津液运行和输布，而蕴痰内生，脘痛、呕吐等病症由此而发。治以和肝开郁清痰，切中病机，取效甚捷。值得注意的是，由于现代人生活节奏加快，工作、学习压力增大，和肝开郁之法不仅对妇科病适用，对于上班族高发的胃痛、失眠、头痛等病症也大有用武之地。

宣泄伏热治脘痛浮肿案

吴沄门年逾花甲，素患脘痛，以为虚寒，辄服温补，久而益剧。孟英诊曰：肝火宜清。彼不之信，延至仲夏，形已消瘦，倏然①浮肿，胁背刺痛，气逆不眠，心辣如焚，善嚏畏热，大便时泻，饮食下咽即吐，诸医束手，乃恳治于孟英。脉弦软而数。与竹茹、黄连、枇杷叶、知母、栀、楝、旋、赭等药，而吐止，饮食虽进，各恙未已，投大剂沙参、生地、龟版、鳖甲、女贞、旱莲、桑叶、丹皮、银花、茅根、

---

① 倏然：忽然。

茹、贝、知、柏、枇杷叶、菊花等药，出入为方。二三十剂后，周身发疥疮而肿渐消，右耳出粘稠脓水而泻止。此诸经之伏热，得以宣泄也。仍以此药令其久服，迨秋始愈，冬间能出门矣。眉批：所见诸证俱属痰热，与弦数之脉相合，但软则根柢不坚。初方乃急则治标之法，次方乃顾及根本，亦不易之次第也。（《王氏医案续编》）

❀【评议】　本案患者素有脘痛，消瘦浮肿，胁背刺痛，不眠便泻，心辣呕吐，王孟英认为痰热内伏，宣泄可除诸症。可谓辨证准确，标本分治，恰到好处，非经验纯熟者不能达也。

❀ 调和气血治脘痛案 ❀

血随气行，气赖血附，气血犹源流也。畅盛则宣通，通则不痛。壅滞则不通，故痛。调血中之气，和气中之血主之。

四制香附　广木香　当归身　川芎劳　大白芍
延胡索　黄郁金　五灵脂　蒲黄

调血中之气，和气中之血，共服十有六剂，大获效机。第脘痛八年之久，痛时心下横亘有形，乃气聚胸腹。汨汨有声，为痰饮。痰阻气机，源流壅塞，故痛。现在气聚已散，脘痛已平，肌肉亦生，形神亦振，血色亦华，六脉皆起，都是佳征。然沉痼之疴，获效殊难，善后一切，万万小心自重。

人参　云茯苓　冬白术　当归身　川芎䓖　四制香附　广木香　延胡索　黄郁金　炙甘草　大生地　大白芍

水叠丸。早晚各服三钱。（《问斋医案》）

●【评议】"血为气之母，气为血之帅"，气血运行顺畅是维持人体生命活动正常运行的重要保障，脾胃乃气血生化之源，气血丰富之地，因此调和气血在脾胃病的治疗中有着举足轻重的地位。此案始终以调和气血为原则，治疗脘痛，效果甚佳。值得注意的是，在了解到患者素有痰饮内聚的痼疾时，并不专事荡涤之品，而仍以养血补气，健运脾胃为治，看似墨守而实属上策。患者脘痛日久，脾胃更伤，若以攻破之剂清除旧病，恐未稳固之脾胃气血再次逆乱而前功尽弃，因此以四君、四物酌加理气解郁之品为用，制丸缓图，待气机顺畅、血运调和而使陈疾自消。

❀ 生脉散为主治痛呕便结案 ❀

肾主二阴，胃司九窍。肾水承制诸火，肺金运行诸气，气液不足濡润肝肠，木横中伤，转输失职，血燥肠干，大便不解，痛呕不舒，通夕不寐。生脉散上行肺金治节，下滋肾水之源，清肃令行，肝胃自治。病不拘方，因人而使，运用之妙，存乎一心。公议如是，敬呈钧鉴。

人参　大麦冬　北五味子

昨进生脉散，夜得少寐，今仍痛呕。禀赋虽充，然病将三月之久，脾胃必受其困。肝木犹旺，必犯中土，胃气愈逆，饮食不进。转输愈钝，大便愈结。肝为将军之官。怒则克土，郁则化火。火旺痰生，痰凝气阻，幻生实象，非食积壅滞可下也。公议仍以生脉散加以大半夏汤。

人参　大麦冬　北五味子　制半夏　白蜂蜜

昨进生脉散合大半夏汤，痛呕仍未止，饮食仍不进，大便仍不解。总由水不涵木，火烁阴消，两阳合明之气，未能和洽，故上不入，下不出，中脘痛、呕不舒也。此时惟宜壮水清金，两和肝胃。木欲实，金当平之。肝苦急，甘以缓之。水能生木，土能安木。肝和则痛定胃开，胃开则安寐便解。此不治痛而痛止，不通便而便通。仍以生脉散合大半夏法加以三才汤。

人参　大麦冬　北五味子　制半夏　天门冬　大生地　川白蜜

昨进生脉、三才、参、蜜、半夏，大便虽通未畅，痛尚未止。总因肝气横逆，夫肝木赖肾水以滋荣，究其原委，皆缘平昔肝阳内炽，耗损肾阴，驯①致水亏于下，莫能制火，火性炎上，上与诸阳相率为患。王道之法，惟有壮水之主，以镇阳光。水能济火

---

① 驯：渐进之意。

又能涵木，木火平宁，则胃开食进，痛自止矣。再以六味、生脉主之。

大生地　粉丹皮　建泽泻　怀山药　云茯苓　山萸肉　人参　大麦冬　五味子

昨进六味、生脉，大获效机。大便通，大肠之气已顺。痛呕止，阳明之气已和。中阳贵建明，金令宜清肃，仍以六味、生脉专滋金水二脏之源。水能生木，金能平木，俾春生之气，萃于一身，自能勿药有喜。

大熟地　牡丹皮　建泽泻　怀山药　云茯苓　山萸肉　人参　大麦冬　五味子　当归身　怀牛膝　枸杞子

水叠丸。早晚各服三钱，淡盐汤下。（《问斋医案》）

●【评议】　本案主症是中脘痛，呕不舒，便不解，夜不寐，且病已三月。清代医家蒋宝素从"肾为胃之关""肺为水上源"的角度切入，以生脉散为基础方治疗，复诊时合大半夏汤化痰扶土，三诊时加三才汤滋水涵木，四诊时生脉散合六味地黄丸加大滋水涵木之力，药后"木火平宁，则胃开食进"，大便通，痛呕止，获效明显。生脉散出自金元医籍《医学启源》，药用人参、麦冬和五味子，原"补中元气不足"。蒋氏用生脉散为主治本病，可谓别开生面。蒋氏认为，"肾水承制诸火，肺金运行诸气，气液不足濡润肝肠，木横中伤，转输失职，血燥肠干"，而显上症，而"生脉散上行肺金治节，下滋肾水之源，清肃令行，肝胃自治"，此乃"不治痛而痛止，不通便而便通"之法也。

❀ 中虚饮停脘痛吐水案 ❀

儒医何新之素患脘痛，每日必吐水数缶①始舒畅，吐后啖面食肉，如汤沃雪②，第不能吃饭者十余年矣。季秋痛吐益甚，饮食不进，平肝通络，诸治不瘥，人极委顿③。屈孟英视之。脉弦滑而软，曰：中虚停饮也。以六君去甘草，加桂枝、厚朴、牵牛。服之积饮果下，痛亦渐休，吐止餐加，精神稍振，乃去牵、朴，加附子、白芍、薏仁与之遂愈，且能吃饭。病者谓既能吃饭，善后药不肯多服。迨仲冬中旬出门诊疾，骤与严寒，归即痛作，连服荔香散数日而逝。盖中气素虚者，不可专用香散之药也。（《王氏医案三编》）

❀【评议】 王氏对患者的病情判断十分准确，"中虚停饮"四字足以概括病机，以益气健脾之六君子汤加厚朴、桂枝、牵牛子消积化饮之药，积饮吐出而饮

---

① 缶（fǒu）：盛酒浆的瓦罐。
② 如汤沃雪：像用热水浇雪一样。比喻事情非常容易解决。汤，热水；沃，浇。
③ 委顿：极度疲困。

食、精神渐复。此证积饮停胃为标，本乃中焦气虚，虽积饮吐出，诸症皆平，但脾胃之气仍虚，故王氏于峻利之后，即予附子、白芍、薏苡仁等温运补中之品治之。补中气之不足，防痰饮之再生，非短时能取效，然患者自以为是，贸然停药，旧疾复发而妄用香散之剂，终致中气耗散殆尽而亡。此案警示医者，临证时"虚虚实实"之戒，断不能忘！

🔹 饮停肝旺脘痛惊寤案 🔹

许兰屿令正[①]素属阴亏，舌常脱液，季秋患脘下疼胀，得食愈甚，映及胁背，宛如针刺，稍合眼则心掣动而惊寤，自按痛处，则涌水苦辣，渴不欲饮，溲少神疲，自疑停食，服楂、曲而益剧。孟英视脉弦软，曰：此停饮也，饮停则液不能上布，故口渴；而饮即水也，内有停水，故不喜饮；其舌上脱液虽属阴虚，亦由饮隔；寤即心掣者，水凌火也；得食痛加者，遏其流也。以芩、泽、橘、半、旋、蛤、连、蜇加生姜衣投之，溲行得睡，惟晚食则脘下犹疼，疼即心热如火，且面赤头痛，腿冷腰酸，必俟脘间食下，则诸恙皆平。孟英曰：此停饮虽蠲而肝火升也，宜参潜养为治矣。改授沙参、苏、归、竹茹、楝、柏、石决明、丝瓜络、姜汁炒栀子，少佐生黄连，服之遂

① 令正：旧时以嫡妻为正室，因用为称对方嫡妻的敬词。

愈。(《王氏医案三编》)

❀【评议】　王氏对患者症状逐一分析如剥茧抽丝，十分精辟，诸多症状皆指向"水饮内停"，治以理气散饮之品，则小便利而夜寐安。后出现晚食脘痛剧的症状，乃肝火上升所致，故予沙参、石决明、当归潜肝阳而养肝阴，竹茹、栀子、黄连清肝火，丝瓜络、川楝子理气通络，疏利水饮。药证合拍，故治之获效。

❀ 痰湿热夹食脘痛案 ❀

周采山令弟启东，体丰善啖，喜于作劳，陡患脘痛当心，随左右卧而较甚，身热自汗，肢冷便溏，苔色黄腻，溺短而渴，脉至右寸关模糊不应，是痰湿热夹食为患也，以枳、橘、半、滑、朴、茹、连、菔子、芦根为剂，三帖即止。(《乘桴医影》)

❀【评议】　此案辨证依据：身热、溺短而渴，内有热；自汗、苔色黄腻、便溏，湿热蕴内；体丰善啖，易于食积而化热，病位在胃脘。因此，做出痰湿热夹食的判断不难。治以清热化痰、导滞消积之剂，切中病机要害，故获立竿见影之效。

❀ 脘痛胁胀兼暑热案 ❀

沈太太（五十九岁，六月二十九日）　　肝升太过，胃降不及，平素操劳，肝胃两虚，肝胆气火偏旺，气滞不和，又加感受暑风，自肺胃扰动肝阳，肝胃气失通调，脘痛胁胀，身热烦渴，口干呕吐，骨络烦疼，眠食欠安，《内经》谓：阴气先伤，阳气独发，疟自阴来者，谓之瘅疟①。又云：厥阴之为病苦寒热是也。脉弦滑数兼见尺部濡数，舌苔黄糙少润，脉证互参切忌怒，怒则气逆阳升，防有肝厥之虞，治宜清解暑热，两和肝胃法，冀其退机。另纸录方请正。

连翘　青蒿　东白芍　川郁金　车前草　银花露地骨皮　朱茯神　玫瑰花　鲜金斛　淡鳖甲　纯嫩钩薄橘红（《凌临灵方》）

● 【评议】　此案患者肝胆气火偏旺，犯胃而使胃气失于和降，故现脘痛胁胀之症，加之感受暑热，身热烦渴、骨络烦疼之症蜂起。方中以青蒿、连翘、银花露清暑热；郁金、车前草、嫩钩藤清降肝胆之火；鲜金斛、淡鳖甲、白芍、玫瑰花滋肝阴、养肝血，补操劳耗损之虚；朱茯神、薄橘红化痰和胃。全方共奏清暑解热、疏肝和胃之效。

● 寒湿气滞肝胃不和致胃痛案 ●

牛（左，年廿六，上兴桥）　寒湿气滞，肝胃不和，胃脘当心而痛，痛甚欲呕，脉右弦缓，治拟泄木

---

① 瘅（dān）疟：中医病名，疟疾之一。临床以但热不寒为主症。

和中。

生米仁　宣木瓜　东白芍　桂枝_{三分，拌炒}　赤苓　缩砂仁_{或用阳春砂仁}　广藿香　左金丸_{三分，拌}　新会皮　延胡索　小青皮　制香附　法半夏　瓦楞子　焦麦芽

如干姜、吴萸、刺猬皮、九香虫、肉桂、沉香之类，随意用之，常服香砂养胃丸大佳。（《凌临灵方》）

🌀【评议】　案中点出症状要点是胃痛欲呕，脉右弦缓，病机乃寒湿气滞，肝胃不和，治拟泄木和中，简明扼要。处方明白，以柔肝理气、化湿和胃为主，酌加干姜、吴萸、肉桂等散寒止痛之品，并常服香砂养胃丸，奏和中养胃之效。

🌀 归芪建中汤治胃寒痛案 🌀

南皋桥七家田沈商尧，年五十余，胃寒痛不止，脉弦迟舌白胖，请乌镇沈馨斋治之，用归芪建中汤一剂即止，方附后。

桂枝_{一钱}　煨姜_{三片}　全当归_{二钱}　东白芍_{三钱}　红枣_{三枚}　大绵_{一钱五分}　炙甘草_{七分}　饴糖_{三钱}　胡芦巴_{一钱}（《凌临灵方》）

🌀【评议】　由寒引起的胃痛不外虚实两端，寒凝气滞偏实证，脾胃虚寒偏虚证，此案脉沉迟而舌白胖，寒中带虚，用归芪建中汤加胡芦巴温阳益气，归

芪建中汤即小建中汤加当归、黄芪，全方补中散寒，一剂见效，可见脾胃虚寒之病机确实。值得指出的是，虚寒之证非一剂能痊愈，药不可中病即止，还应继续温健脾胃，而防病再发。

酸甘缓急治脘痛胁胀案

朱（北街，年三十，六月专请）　饥饱失常，劳倦内伤，厥阴肝气横逆，扰动胃中留伏痰饮，痰气交阻，肝胃气失通调，胃脘当心而痛，痛甚欲呕，两胁支满，甚且厥逆，拘挛不仁，屡经更医，拟进辛温香燥之品，肝胃血液益受其耗，而脘痛胁胀不除，病经旬余，食不沾唇，形肉羸瘦，尝读《内经》有云：肝苦急，急食甘以缓之。治肝之体宜酸宜甘，治肝之用宜酸宜苦，酸甘能敛肝阴。肝与胃脏腑相对，一胜则一负，肝善升而胃少降，所以见证如是也。今诊脉象虚数近弦，右关弦滑而浮，舌苔黄糙边红。拟宗经旨主治，附方请明眼酌夺。

台参须玫瑰花三朵同炖冲　东白芍　新会皮　吉梅炭
笕麦冬　左金丸　宋制夏　绿梅蕊　清炙甘草　宣木瓜　朱茯神　陈冬米（《凌临灵方》）

【评议】　肝属木，胃属土，肝气郁而化火，最易克胃乘脾。因此，肝气犯胃是胃脘痛的重要病机之一，不容忽视。然有医者有不察而误用香燥，助火灼伤肝胃之阴，使病情加重。肝体阴而用阳，胃为阳土喜润恶燥，故柔肝养阴，和胃理气乃是正道。所列方药正合治法，疗效可以预料。

🎏 温通和营止痛案 🎏

肝胃气疼，宜和营畅中。

全当归　云茯苓　焦白术　玄胡索　台乌药　白蒺藜　细青皮　陈广皮　春砂仁　怀牛膝　金橘饼　生姜　广木香　佩兰叶（《费伯雄医案》）

营血久亏，肝气上升，犯胃克脾，胸腹作痛。治宜温运。

当归身　杭白芍　上瑶桂　玄胡索　焦白术　云茯苓　佩兰叶　广郁金　细青皮　白蒺藜　广木香　春砂仁　降香片　佛手片（《费伯雄医案》）

胸腹作痛，为时已久，常药罔效，权用古方椒梅丸加味主之。

当归身二钱　杭白芍一钱　真安桂四分　毕澄茄一钱　瓦楞子三钱　小青皮一钱　玄胡索二钱　广木香五分　春砂仁一钱，打　乌药片一钱　新会皮一钱　刺蒺藜三钱　焦乌梅一粒　花椒目二十四粒（《费伯雄医案》）

营血久亏，肝气上升，犯胃克脾，胸腹作疼。治宜温通。

当归身　白蒺藜　春砂仁　玄胡索　杭白芍　广

郁金　广木香　云茯苓　上官桂　焦白术　细青皮
佩兰叶　佛手片　降香片（《费伯雄医案》）

　●【评议】　胃脘久痛，气血运行不畅，温运通利
之法能行气血而散郁结，对于久痛不愈，常药罔效之
证，不妨用温通和营法调治，可用白术、白芍等运脾
柔肝；当归、茯苓等活血化饮；木香、陈皮等理气疏
通；乌药、延胡索等温散化瘀，使肝脾调和，气血归
顺，而能获效。当然，临证应用时，还应区分寒热虚
实，随证加减，方能万全。

肝气犯胃水饮停滞案

　　肝气反胃，水饮停中，脘痛哕吐。脉象沉细而
滑。拟方缓图之。

　　梭萝子一枚　开口吴萸五分　云茯苓三钱　黄玉金
一钱五分　新会皮一钱　制半夏一钱五分　川朴花四分　汉
防己八分　涤饮散二分五厘　苏茎七分　煨姜一片

　　复方：

　　川鹿角尖七分，磨汁冲　制半夏一钱五分　云茯苓三钱
苏茎七分　五灵脂一钱五分　旋覆花二分五厘　汉防己一钱
黄玉金一钱五分　橘皮络各八分　通络散三分　降香屑
三分

　　又照原方，加：白蔻衣一钱五分　砂仁壳一钱五分
佛手柑四分（《寿石轩医案》）

肝升在左，肺降在右。脉来弦滑。肝为起病之原，胃为传病之所。两肋胸胃气痛，痛则呕吐酸水、粘痰。肝病犯胃，积饮为患，防成痞隔中满。先拟生姜泻心汤。

川雅连五分，姜汁炒　黄芩一钱，酒炒　党参三钱　制半夏二钱　干姜一钱　茯苓四钱　延胡索一钱五分　甘草五分　金铃子二钱　生姜一片　黑枣三枚

复方：

去：延胡索　金铃子　加：桂枝五分（《寿石轩医案》）

❀【评议】　二案从字面病机解释看，均为肝气犯胃，水饮停滞之证，但所用方药有所不同，值得分析辨别。前案脉象"沉细而滑"，表明水饮较重，遏制脾阳胃气，属里证偏虚，故用药以温散为主，避免用寒凉之品清泻肝火使脾胃之气更虚。方中"涤饮散"（即七制於术散）、"通络散"（即九制於术散）为赵氏消痰逐饮的经验方，前者将白术等分7份，采用甘遂、白芥子、枳实、大戟、芫花、干姜、陈皮煎汤炮制，炒干为末，后者再加附子、肉桂炮制，增强温肾化饮之功。三诊时又加入化湿和胃之品。整个治疗思路是运脾健胃、理气化湿，使脾胃强健、水饮渐化，而肝气复平，达"缓图"之效。后案肝火、积饮俱盛，故治以生姜泻心汤，既能辛开苦降、和胃止呕，又能振奋胃阳、散结除水，并配合金铃子散疏肝理

气，泄热止痛。复诊时料肝火已平，故去金铃子散加桂枝，以加强温通散饮之效。病因、症状相似，而遣方用药有不同侧重，此类医案对比分析，获益更多。

🐌 胃热熏灼脘中时痛案 🐌

阳络受戕，曾经失血。胃热熏灼，脘中时痛，前后心痛。客冬多渴善饮，多食善饥。脉象弦急。拟方力图之。

抱木茯神三钱　福橘红络各五分，盐水炒　粉甘草三分　粉丹皮一钱五分，酒炒　霜桑叶一钱五分　川石斛三钱　瓜蒌霜一钱五分，去油　黄玉金一钱五分　香苏梗七分　苦竹根五分，姜汁炒　降香屑三分

复诊：

加：乌扇八分　溏灵脂八分，醋炒　旋覆花五分，布包（《寿石轩医案》）

🔴【评议】　此案胃热灼阴之证明显，于清胃热益胃阴的同时，尚需苏梗、降香、橘红、橘络、旋覆花等理气和胃，以复胃腑通降功能。其用药思路值得效法。

🐌 理气化瘀治胃痛胁胀案 🐌

劳伤胃痛，痛久入络，两肋胀痛，呕吐酸水。脉

象弦细。拟用引气归原法治之，获效乃吉。

十大功劳二钱　紫丹参三钱　络石藤八分　炙甘草五分　西当归二钱　头红花八分　福橘皮络各八分　白桔梗一钱五分　东白芍二钱　甜瓜瓣三钱　五灵脂一钱五分　云茯苓三钱　水炒柴胡七分　葱管七寸　降香屑二分

有瘀合旋覆花，吐血加三七（磨汁）冲，去五灵脂，加藕节，童便一酒杯（冲服）。（《寿石轩医案》）

❉【评议】　胃痛、胁胀乃肝胃气逆之症，兼有瘀血入络，方中用丹参、络石藤、当归、红花、五灵脂、甜瓜瓣养血活血，散瘀通络；桔梗、柴胡、降香、葱管升降相因，调理气机；白芍、甘草、茯苓、十大功劳补中止痛。诸药合用，共奏理气化瘀、和胃止痛之效。方后另附加减用药，随证治之，可备临证借鉴。

❀ 胃津欲涸痛极难支案 ❀

顾月成室，东黄姑塘。疟后胃脘作痛，医投平胃，痛极难支，神疲似脱。诊之脉代，舌干光若镜。曰：此乃胃津欲涸之征，养葵所谓胃不敦阜[①]。而用平胃，则平地反为坎陷矣。急急甘凉濡润，以养胃津，尚恐

---

① 敦阜：土的别称。《素问·五常政大论》："土曰敦阜。"王冰注："敦，厚也；阜，高也。土余，故高而厚。"

无及，盖阳明阳土，宜济以柔也。爰以西洋参、麦冬、玉竹、鲜石斛、梅、芍、甘草、大麦仁、白米、蔗汁、梨浆等味，服之即愈。(《慎五堂治验录》)

❀【评议】　本案疟后胃脘作痛，是为寒热交作，胃阴耗伤，而平胃散偏于温燥，此时用之无疑火中添油，故拟"急急甘凉濡润，以养胃津"。处方仿沙参麦冬汤、五汁饮意，共奏酸甘化阴、柔润胃土、缓急止痛的功效。

暑热遏伏肝横犯胃案

王纳卿令正，辛巳七月初三日，蓬莱镇。始由泛泛作恶，继乃脘痛拒按，医作食滞，或云内痈，消导急下治之，病增，二便皆秘，面赤目红直视，肢冷狂言不止，脉右关弦劲，舌红苔黄。此时邪遏伏，肝横犯胃，先拟两和甘缓，暂救目前之急。

金铃子三钱　桂枝二分　茯神三钱　旋覆花三钱　左金丸三分　赤芍一钱半　蒌皮五钱　广藿香一钱半　宋半夏一钱半　甘草水炙，一钱　竹茹一钱半　螺蛳壳一两

接读来札，知腹痛已释，二便咸通，神清语正，固肝胃不和也。其疹块头痛是肝逆未清，而时邪有外达之机，当兼顾治之，然难速已者也。

霜桑叶三钱　金石斛鲜煮，五钱　楝实一钱半　芦根一两　甘菊花三钱　旋覆花二钱　茯神一钱半　稻叶一两

宋半夏一钱半　左金丸二分　鸡苏散一钱半

又，化疟加黄芩一钱半、青蒿三钱、西瓜翠衣五钱，去旋、左、茯、楝。（《慎五堂治验录》）

❀【评议】　本案正值夏月暑湿之际，初以里实证而用下法，病增而致湿热时邪陷于里，湿郁化热，肝气犯胃，病情较重，急则治标，先清肝热，化湿为主。药后症状缓解，然"肝逆未清"，邪有外达之机，故在清肝的同时，用石斛、芦根、桑叶、稻叶、菊花甘濡轻清之品，宣透湿热。

❀ 血虚肝郁崩漏胁脘痞痛案 ❀

李曜室，王姑塘。客岁因病而经水忽下，久久不止，延至今春。渐加纳食作胀，胁脘痞痛，背寒内热，腰酸头痛，脉形关弦，面色时红。斯乃血虚既久，邪伏不出，木来侮土，土虚不运之故也。治以扶正化邪。

潞党参一钱半　冬虫夏草一钱　蝉衣五分　橘络四分
归身炭一钱半　绿萼梅花一钱　杜仲三钱　制香附三钱
川楝子肉一钱半　谷芽一两

甫投一剂，经水又下，接服二帖，经水即定，纳食能运，胁胀稍松，内热略淡，肌肉瞤惕，正元不支，且从补托。

潞党参三钱　远志五分　金铃子二钱　谷芽一两　於

潜术二钱　甘草五分　白梅花一钱　茯神三钱　九香虫十枚　杜仲二钱　左金丸一分

各恙皆安，颧红亦退，半身汗多，腰脊冷痛，气血不调，仍当培补。

於术三钱　潞党参三钱　生甘草一钱　远志肉五分　杜仲三钱　狗脊片二钱　枸杞子一钱半　橘皮一钱　川楝子一钱　茯苓三钱　九香虫一钱（《慎五堂治验录》）

✿【评议】　本案为因病而致崩漏，血虚无力达邪外出，久致肝郁不疏，肝木乘脾，脾不健运。气为血帅，养血必先益气，健脾需要疏肝。故首诊益气养血、疏肝理气为要。复诊、三诊仍以培补为主，健脾补肾，兼理气血。

🐚 辛酸甘苦复方治脘痛呕涎案 🐚

姚在明媳，十月。脘痛呕涎，进剂呕止，痛缓复甚，脉细弦，自汗出。见交冬令，木得母势而尤横，肝郁将军，恐有卒厥之险，拟辛酸甘苦复方治之。

川桂枝五分　乌梅二分　左金丸五分　新绛四分　白芍药二钱　甘草五分　金铃子二钱　旋覆花三钱　橘络八分　香附三钱　苏罗子三钱　葱管一尺　白螺蛳壳　绿萼白梅花

痛缓，气升，胸闷。去绛、螺、葱管，加四磨饮。（《慎五堂治验录》）

【评议】 本案正值冬季，脘痛呕涎，乃肝脾不和，气机乖和所致。故以桂枝、乌梅、甘草、金铃子等辛酸甘苦之品组成复合之法，温脾柔肝，理气止痛。药后痛缓胸闷，惟气机不畅，加四磨饮以理气宽胸。方中旋覆花、新绛、葱管，即《金匮要略》治疗"肝着"之方，意在活血祛瘀，疏通肝络。

宣痹培补治脘痛带下案

王寿夫室，辛巳十二月。脘痛三候，痛引腰背，带下绵绵，脉小紧数。先拟宣痹，后当培补奇经。

生香附二钱　制半夏一钱半　茯神三钱　楝实一钱半　瓜蒌皮三钱　旋覆花一钱半　薤白一钱半　紫菀一钱半　苏罗子三钱　老苏梗七分　杜仲一钱半

《经》以任脉为病带下瘕聚；阴维为病苦心痛。八脉隶于肝肾，胃为水谷之海，生化之源。故兹拟膏方，从当归内补、建中汤增味。

当归身三两　生地三两　制半夏二两　杜仲三两　大黄芪一两半　香附三两　麦冬二两　旋覆花二两　楝实二两　苏罗子一两半　紫菀一两半　甘草一两　茯神三两　乌贼骨一两半　螺蛳壳二两　红枣三两

上用河水煎浓去渣，收厚，入炖烊阿胶一两半、饴糖一两半成膏，出火气。每日早晨米饮冲服四五匙。（《慎五堂治验录》）

●【评议】 本案患者脘痛久病体虚，痛引腰背，带下绵绵，脉小紧数，为胸阳不振，痰湿痹阻，故以瓜蒌薤白半夏汤通阳宣痹，加生香附、旋覆花、紫菀、苏罗子、老苏梗、杜仲等，以增加温阳行气化痰之力。二诊：标病已转，故以膏方缓缓图之，八脉隶于肝肾，胃为水谷之海、生化之源，膏方以补奇经、养肝肾、健脾胃为主，而痰湿自除。

🌸 培土化痰治脘痛喘咳案 🌸

王大欣，庚辰。脉濡弦，苔白腻，旧有喘咳胸痹，目下脘腹攻痛，通则咳甚，金虚木实，法当培土。

上党参一钱半　炙甘草五分　楝实一钱半　橘皮一钱　生谷芽一两　制半夏二钱　茯苓二钱　香附三钱　砂仁末四分

中气不足则地气不升，天气不降，天地交否，上下不通，前方添交泰法。照方加桂枝、左金丸、旋覆花。（《慎五堂治验录》）

●【评议】 本案有喘咳胸痹宿疾，现胃脘痛且咳甚，苔白腻，脉濡弦，久病脾肺气虚，痰湿内蕴，木火刑金。有道"虚则补其母，实则泻其子"，故仿香砂六君子汤培土健脾生金，加楝实泻肝行气止痛。二诊：中气不足，清阳不升，浊阴不降，故前方加桂枝、左金丸、旋覆花，以升清降浊。

🌸 脘痛下利舌液脱尽案 🌸

陆馨吾夫人。素有脘痛，每得香燥而效数年之久。舌液脱尽，中剥无苔，纳食渐少，尚喜温热，脉形弦细，下利作恶，是木土不和也。授谷芽、金斛、茯、楝、芍、甘、沙、半、丝瓜络、橘饼，脘痛渐轻，恶亦不作，转为纳食作胀，少顷即泄，夜分口干，饮水不解，是木侮土而土衰，土衰则不运，而津液不上潮矣。即以前方去半、茯、橘，加白米、荷蒂、霍斛三味，各恙皆减，中苔渐布，增入生地、益智，以扶两肾，十余帖而泄亦不作矣。（《慎五堂治验录》）

🌑【评议】 本案素有脘痛数年之久，常服香燥之品，久则耗伤胃阴，舌液脱尽，中剥无苔，脉形弦细，肝胃不和。故以金斛、沙参滋养胃阴，川楝平木行气止痛，芍药、甘草酸甘化阴，缓急止痛，半夏、丝瓜络、橘饼、谷芽、茯苓和胃降逆。药后纳食作胀，少顷即泄，夜分口干，饮水不解，脾胃阴亏，土衰不运，津不上承，故前方去半、茯、橘之香燥伤阴，加白米、荷蒂、霍斛滋养脾胃。之后中苔渐布，以示脾胃气阴始复，加生地、益智补肾，以资巩固。

疏肝养胃止脘痛绵绵案

周，右。胃脘痛，绵绵不止，已一载矣。脉细紧数，舌中光亮。木邪侮土，胃液受劫，宜疏肝养胃法治之。

瓜蒌皮四钱　香附一钱半　生谷芽七钱　山栀一钱　干藿香四钱　沉香三分　鲜橘叶五片　金铃子一钱半　郁金一钱半　合欢皮三钱

脘痛止。

鲜蕹白头、鲜橘叶、苏罗子、谷芽、鲜玫瑰花、干霍斛、旋覆花、蒌皮（《慎五堂治验录》）

【评议】　本案胃脘痛年余，脉细紧数，舌中光亮。为肝亢乘脾，久致胃液受劫。治宜先疏肝理气止痛为主，如香附、瓜蒌皮、山栀、金铃子、郁金之类，再芳润养胃善后，如霍斛、玫瑰花、谷芽、橘叶之属。惟首诊既曰"胃液受劫"，又曰法宜"养胃"，然方中乏甘凉濡润之品，似欠合辙。

抑木扶土法治胃脘痛甚痞块攻串案

沈，右，四月，南码头。胃脘痛，痛甚则头摇牙咬目直视，时太息，胸中痞块上撑至咽，下降至腹，四肢皆冷，脉形沉弦。肝木侮土，木旺生风，最多痉厥。

旋覆花三钱　左金丸五分　新绛七分　谷芽五钱　宋半夏一钱半　金铃子二钱　香附三钱　薤白五钱　石决明一两　玫瑰花十朵　檀香汁四分

厥痛皆缓。前方加瓜蒌皮、雪羹，去石决明。

纳食作痛，逾时痛止，脾虚运迟，治以健中。

茯苓三钱　宋半夏一钱半　玫瑰花五分　木瓜七分　於术一钱半　砂仁壳三分　旋覆花三钱　谷芽一两　香附三钱　瓜蒌皮五钱

土虚木克，服抑扶法已获大效。兹拟丸方以图全效。

白蒺藜三两　云茯苓二两　白芍一两　於术一两半　甘枸杞五钱　白归身一两半　生熟地各三两　甘草五钱　生香附三两　西砂仁三钱

为末，以阿胶一两、鸡子黄五枚和丸桐子大，空心服五十丸，以紫檀香汤送。（《慎五堂治验录》）

❀【评议】　本案患者"土虚木克"，发病脘痛较烈，两目直视，胸中痞块上下攻冲，四肢皆冷，状似怪厥，乃"木旺生风"，故先拟平肝息风。待"厥痛皆缓"，再虑健中助运。终制丸方，扶土抑木同施，以图全效。

❀ 肝郁动怒脘痛作呕案 ❀

王炳内。脘痛，痛极则神迷作呕，呕出痰涎酸水方缓，忽寒忽热，四肢时战，脉沉弦，苔薄白。询知动怒而发，肝气素郁，怒则陡升莫制，有晕厥之虑，拟平肝调气治之。

川楝子二钱半　生香附三钱　苏梗五分，磨冲　茯苓三钱　石决明七钱　宋半夏一钱半　橘络四分　玫瑰花五朵　左金丸一钱　姜汁炒竹茹一钱半

痛减，寒热不减，两和为治，前方去石决明，加青蒿、娑罗子。(《慎五堂治验录》)

❀【评议】　本案患者素体肝郁，脘痛因怒而发，至"呕出痰涎酸水方缓"。显然肝郁化火，痰热内扰，胃气上逆，治疗当平肝火，化痰热，调气机，故处方中川楝子、石决明、左金丸降泄肝火，竹茹、半夏、茯苓清化痰热，苏梗、橘络、香附、玫瑰花理气和胃。

❀ 桂枝汤加减治脘痛喜按脉微案 ❀

周，左。脘痛喜按，脉微，治以桂枝汤加味。

白芍　甘草　当归身　香附　肉桂　大枣　金铃子　茯苓

痛止，加西黄芪、潞党参。(《慎五堂治验录》)

❀【评议】　脘痛喜按，脉微，为中焦脾胃虚寒，寒凝气滞，失于温煦所致。用桂枝汤加减温中缓急止痛，后加党参、黄芪，以增强益气健脾之力。

🎍 虫积致脘中频痛案 🎍

曹金观内，七月，陈门泾。脘中频痛，呕吐痰沫蛔虫，唇色时红时白，脉来乍缓乍数，素喜香甜之物，乃虫积症也。治以安蛔法。

蜀椒三分　制半夏一钱半　使君子五枚　谷芽四钱　乌梅四分　金铃子二钱　左金丸四分　香附三钱　竹茹一钱半　楝根皮五钱　炙甘草四分

痛缓，前方加峻其制，以捣其穴。加雷丸、鹤虱、榧子，去金铃子、竹茹、香附。(《慎五堂治验录》)

🎍【评议】　从本案临床表现看，脘中频痛乃虫积症所致，蛔虫扰乱使然。故取蜀椒、乌梅等辛酸之品安蛔，使君子、鹤虱、楝根皮、雷丸等杀虫，金铃子、香附、竹茹等理气和胃止痛。

🎍 肝木乘土瘀血阻结重症案 🎍

陈松室，己丑三月二十九日。始由左胁结痞胀痛，李泊扬投疏和而痛止。半月复病，脘间胀痛如鼓，按之更痛，夜分寒热，气喘不食，二便皆闭。胡吉欣大投分渗无功。雅诊脉实左细，舌苔微黄，形肉大脱，转侧皆难。良由肝木乘土，瘀血阻结，症有内痈之象，而正气惫残。勉拟桃核承气加味，以作背城一战，或出再生之路。

光桃仁三钱　川桂枝四分　生延胡索一钱半　生大黄三钱　元明粉五分　川金铃子二钱　西赤芍一钱半　旋覆花一钱半　冬瓜子四钱　射干一钱半

昨投桃核承气加味得解便溏薄，小便亦行，脘腹膨痛咸松，按之仍然坚结，纳谷一杯，气喘渐缓，脉结苔剥，正亦亏矣。瘀血胶固夹肝气横逆，殊为棘手，再拟前法，退一步望其渐进佳境。

光桃仁三钱　冬瓜仁四钱　丹皮一钱半　猩绛①五分　瓜蒌仁二钱半　旋覆花三钱　楝实二钱半　韭根三钱　生苡仁三钱　川桂枝四分　郁金一钱半

即愈。(《慎五堂治验录》)

【评议】《素问·标本病传论》云："小大不利治其标。"本例胁脘胀痛缠绵半月，形肉大脱，转侧皆难，气喘不食，腹胀如鼓，按之痛甚，病情危重。虽"正气惫残"，然"二便皆闭"，急则治其标，以作背水一战，故方用桃核承气汤先开其闭，金铃子散行气止痛。胶固瘀血得去，则闭开痛缓，再生之路通耳。

胸脘绞痛舍症从脉案

侍郎许筠庵胸脘绞痛，他医均为热症。延余诊

---

① 猩绛：亦作"新绛""红绛"，旧时官员帽子上的红缨子，现用红花、茜草代替。

视，脉沉，知为新受寒邪滞气，胃脘作痛，非心疼也，拟排气饮加减。公子樨筠内阁言素服肉桂，恐系受热，余以脉论，的寒非热，出诣李山农方伯①，具以告，渠与许公郎舅至亲兼知医，急往请服余方，遂愈。(《许氏医案》)

【评议】 本案胸脘绞痛，素服肉桂，他医认为热证，但许氏诊脉为沉，当舍症从脉，断为寒邪客胃，气滞而痛，故服用排气饮加减而愈。

宣络化瘀治血凝气滞脘痛目黄案

王右 先是肝胃不和，木郁土中，中脘作痛，痛势甚剧。至仲春忽尔面目肢体发黄，小溲红赤，漩脚澄下，则黄如柏汁。至今时痛时止，口吐涎沫。脉沉弦带涩。考中脘为胃土所居之地，阳明又为多气多血之乡，今久病而气滞于络，气多血多之处，气亦留阻，血亦瘀凝，相因之理，有必然者。夫至血凝气滞，则流行之道，壅而不宣，木气横行，土气郁阻，所以为痛为黄。实与黄疸有间。拟宣络化瘀法。

当归须 延胡索 乌药 单桃仁 瓦楞子 广郁金 制香附 甜广皮 川桂木 旋覆花 猩绛 青葱管

二诊 中脘较舒，痛亦未甚，未始不为起色。然

① 方伯：殷周时代一方诸侯之长，后泛称地方长官。

面目色黄不减，脉仍弦涩。无非络阻气滞，气血不行。药既应手，宜守前意出入。

旋覆花　瓦楞子　南楂炭　当归尾　建泽泻　单桃仁　广郁金　真猩绛　沉香曲　香附　青葱管

三诊　病势稍疏，遍体黄色略退。然中脘气滞，痛势虽轻，仍不能脱然无累。络气被阻，营气不行。再化气瘀而通络隧。

延胡索　瓦楞子　单桃仁　青皮　炒杭白芍　旋覆花　制香附　当归尾　猩绛木　猪苓　建泽泻　青葱管（《张聿青医案》）

❀【评议】　本案患者中脘作痛，面目肢黄，乃肝胃不和，气滞于络，血亦瘀凝，以致"流行之道，壅而不宣，木气横行，土气郁阻，所以为痛为黄"，故全程用药，始终贯穿宣络化瘀、理气渗湿之法。前后三方，《金匮要略》治"肝着"的旋覆花汤一以贯之，意在疏通肝络，用之甚妙，值得效法。

❀ 症情跌宕随证变法案 ❀

陈子岩　向有肝阳，时发时止。兹则少腹胀硬，大腹胀满，中脘胀痛，势不可忍，恶心泛呕，其味甚酸，心胸嘈杂，大便不行。脉象细弦而数，苔黄质腻。骨热皮寒，气逆短促。少腹居中为冲脉，两旁属肝。考冲脉部位，起于气街，夹脐上行，至胸中而散，足见下则少腹，上则胸脘，皆冲脉所辖之区。今冲气逆行，冲阳逆上，胃为中枢，适受其侮，所以为痛、为嘈杂、为恶心，诸恙俱作矣。胆为肝之外府，为阴阳开合之枢纽，肝病则少阳甲木开合失常，为寒为热，似与外感不同。所虑者气冲不已，致肾气亦动，转成奔豚之候。兹议两和肝胃，参以镇逆。方备商裁。

川雅连五分　淡干姜四分　川桂枝四分　制半夏二钱代赭石四钱　旋覆花二钱　金铃子二钱　延胡索一钱五分陈皮一钱　土炒白芍一钱五分　姜汁炒竹茹一钱

二诊　两和肝胃，参以镇逆，中脘胀痛已止，恶心嘈杂吞酸亦定。然大便未行，痰气欲降无由，遂致气窜入络，两季胁异常作痛，牵引腰膂背肋，不能转侧。更加烟体失瘾，气不运行，其势益甚，竟至发厥。幸吐出稠痰数口，方得稍定。脉象细弦，重按带滑。络气痹阻，恐其复厥。勉与荫棠先生同议逐痰通府宣络。非敢率尔，实逼处此也。方备商裁。

薤白头三钱　瓜蒌仁三钱　竹沥半夏一钱五分　旋覆花二钱　猩绛六分　橘皮络各一钱　冬瓜子三钱　茯苓三钱　青葱管三茎　控涎丹五分，橘络汤先送下

三诊　投剂后季胁腰膂痛止，大便一次甚畅，日前之所谓痛胀阻隔，快然若失，不可不为转机。惟气时上逆，甚至如喘，胸闷酸涩上泛，头昏眩晕。虽频频吐痰，自觉欲出未出者尚多。脉象弦滑而数，重按

少力。络气之滞，虽得宣通，而木火不平，与浊痰相合，蒸腾于上，消烁阴津，所以舌苔黄掯①干毛，恐起糜腐。拟清泄木火，化痰救津。留候荫棠兄裁夺。

　　黑山栀三钱　炒黄川贝二钱　光杏仁去尖，三钱　大麦冬三钱　瓜蒌皮三钱　海蛤粉三钱　霍石斛四钱　鲜竹茹二钱　鲜枇杷叶一两　左金丸八分，包煎　白金丸五分，先吞服

　　四诊　清泄木火，化痰救津，颇能安寐。舌苔边尖较化，干毛转润，脉数较缓，神情略为振卓，但时带呛咳，咳则气从上升。两季胁吊痛，略闻食臭，辄增嘈杂头晕。丹溪云：上升之气，自肝而出。《经》云：诸逆冲上，皆属于火。良由厥气纵横之余，余威尚盛，遂至气化为火，逆犯肺金，消烁津液，其水源之不能涵养肝木，略见一斑。若肝胆之火，挟龙雷上逆，便是喘汗之局。兹与荫棠先生同议滋水养肝，兼泄气火。前人谓痰即有形之火，火即无形之痰，冀其火降，痰亦自化，然非易事也。

　　陈阿胶珠二钱　大麦冬三钱　霍石斛四钱　粉丹皮二钱　生白芍一钱五分　黑山栀一钱五分　炒瓜蒌皮三钱　炒黄川贝三钱　海蛤粉三钱　秋石一钱　煅磁石三钱

　　五诊　舌黄大化，润泽有津，口渴自减，渐能安谷。但气火不平，挟痰上逆，肺为华盖，适当其冲，

---

　　① 掯（kèn）干毛：指舌上因缺乏津液，十分毛燥。掯，原意为压制、刁难，这里形容干燥得厉害。

频频呛咳，痰虽欲出，碍于两胁之痛，不能用力推送，致喘呼不宁，欲寐不得，神情烦懊。脉象细弦。咽中燥痛，一派气火升浮之象，非济之以水，不足以制其火。然壮水之品，无不腻滞，痰热阻隔，不能飞渡而下，《经》谓虚则补其母，肺金者，肾之母气也。拟益水之上源，仍参清泄气火，而化痰热。

北沙参四钱　西洋参一钱五分　霍石斛四钱　川贝母一钱五分　冬瓜子四钱　瓜蒌皮三钱　海蛤粉四钱，包　旋覆花一钱五分，包　猩绛六分　青葱管三茎　鲜枇杷叶一两，去毛　陈关蛰一两　大地栗四枚。三味煎汤代水　濂珠三分　川贝母五分。二味另研末，先调服

六诊　益水之上源，参以化痰，胃纳渐起，诸恙和平。然时仍呛咳，咳嗽引动，气即上冲，咽中微痛。脉象细弦。肝经之气火升浮，遂致在上之肺气不降，在下之肾阴不摄。拟益肾水以涵肝木，使阴气收纳于下，略参化痰，使不涉呆滞。

炒松生地四钱　霍石斛三钱　青蛤散五钱，包　车前子盐水炒，三钱　煅磁石三钱　大麦冬二钱　生白芍二钱　怀牛膝一钱五分，盐水炒　川贝母二钱　秋石一钱五分　琼玉膏四钱（《张聿青医案》）

❀【评议】　本例症情复杂，变化不定。初诊脘腹胀痛，恶心嘈杂，肝郁冲气横逆，胃失和降，取法疏肝和胃，辛开苦降，理气止痛；二诊痰气入络，胁腰作痛，议用逐痰通腑宣络；三诊喘闷上泛，头昏眩

晕，脉弦滑数，木火不平，浊痰上蒸，治拟清泄木火，化痰救津；四诊滋水养肝，兼泄气火、化痰热；五诊侧重益养肺阴；六诊强调滋养肾水。张氏面对症情跌宕起伏，心有定见，处变不乱，法随证出，处方合拍熨帖，用药进退有度，不愧为临证高手。

甘凉益胃参以平木案

虞左　自幼风痰入络，每至发痉，辄呕出痰涎而愈。兹当一阳来复，肝阳暴升，肝气横逆，发痉之后，气撑脘痛呕恶。风木干犯胃土，胃土不能下降，肝经之气，渐化为火，以致发热头胀，连宵不能交睫，口渴欲饮，大便不行。脉细弦数，舌红苔白浮糙，中心带灰。木犯胃而胃阴暗伤之象。恐复致厥。拟甘凉益胃，参以平木。

金石斛四钱　白蒺藜三钱　川楝子三钱　左金丸八分，先服　半夏曲一钱五分　佛手花八分　延胡索一钱五分　枇杷叶去毛，三片　橘叶一钱　活水芦根五钱（《张聿青医案》）

【评议】　本例肝阳上亢，横逆犯胃，气郁化火，迫灼胃阴。故予石斛、芦根养阴生津，左金丸、白蒺藜清泄肝火，金铃子散理气止痛，半夏、佛手、橘叶、枇杷叶和胃降逆。全方益胃阴，泄肝火，理气机，而平诸症。

寒饮停聚胃府中脘作痛案

俞左　寒饮停聚胃中，胃阳闭塞。中脘作痛，甚至有形，按之漉漉。不入虎穴，焉得虎子。

薤白头　大腹皮　公丁香　白茯苓　川朴　制半夏　老生姜　白蔻仁研，后入　黑丑三分　交趾桂一分　上沉香一分。后三味研细末，先调服。

二诊　温通胃阳，兼逐停饮，中脘作痛大退。的是寒饮停于胃府。从此切忌寒冷水果，勿再自贻伊戚①。

制半夏一钱五分　木猪苓一钱五分　大腹皮一钱五分　泽泻一钱五分　公丁香三分　制香附二钱　白茯苓三钱　川朴一钱　高良姜四分　橘皮一钱　生姜二片（《张聿青医案》）

●【评议】　胃为阳土，多气多血，故有阳明阳脏之称。本例寒饮停聚胃中，胃阳闭塞而致"中脘作痛，甚至有形，按之漉漉"，多责之于胃阳不振，寒饮潜居所致。用药非温而通者，不得复其阳；非渗而散者，不能逐其饮。治当釜底加薪，温通胃阳，温散寒饮，故用薤白、公丁香、老生姜、厚朴、交趾桂、沉香等。二诊胃阳渐复，给予温胃化饮行水之药，并注意饮食调理，以除后患。

---

①　伊戚：语出《诗经·小雅·小明》："心之忧矣，自诒伊戚。"后遂以其指烦恼。

🐚 中阳不足寒浊阻胃案 🐚

某 脉象沉弦。中脘有形作痛，此中阳不足，寒浊阻于胃府也。

薤白头三钱 广皮一钱 茯苓三钱 高良姜四分 沉香曲二钱 干佛手一钱 半夏一钱五分 制香附二钱 瓦楞子五钱，打 丁香一钱五分 蔻仁一钱二分。二味研细末，每服五分，盐汤下（《张聿青医案》）

🐚【评议】 本例脉象沉弦，中脘有形作痛，提示有里寒证。张氏辨证为中阳不足，寒浊阻于胃腑。用瓜蒌薤白半夏汤去苦寒之瓜蒌，取其辛温通阳降浊之功。合二陈、良附等温中阳，散寒浊，和胃腑，并用景岳先生所制神香散（丁香、蔻仁）研末调服，取其芳香透达之意。

🐚 连理汤治寒郁化火胃痛案 🐚

左 胃痛虽减，然左关颇觉弦硬，得食则痛稍定。良以因寒致郁，因郁生火。以连理汤出入。

雅连五分，吴萸三分同炒 奎党参二钱 淡干姜五分 延胡索一钱五分 金铃子一钱五分 炒冬术二钱 制香附二钱 香橼皮一钱五分 缩砂仁五分（《张聿青医案》）

🐚【评议】 本案胃痛得食痛减，诊脉左关弦硬。张氏辨为"因寒致郁，因郁生火"，以连理汤出入，寒热并调，散郁火，温中阳。从处方看，实为左金丸合理中汤，加金铃子散、香附、香橼、砂仁，以奏温中散热、理气止痛之功。

🏵 脘痛呕吐寒热交作案 🏵

杨左　中脘作痛，每至呕吐，寒热交作。脉象关滑，而沉候濡缓。此饮停于内，遂致土滞木郁，难杜根株。

川桂枝　炙甘草　茯苓　广皮　香附　淡干姜　制半夏　枳壳　姜汁炒竹茹（《张聿青医案》）

🔘【评议】　脾为中州，职司气化，为气机升降之枢纽，脾阳不足，健运失职，则湿滞而为痰为饮，停滞中焦，致土滞木郁。本例脉象关滑而沉候濡缓，皆寒饮停于中焦之症。仲景云："病痰饮者，当以温药和之。"故予苓桂术甘汤合温胆汤温中化饮。

🏵 本虚标实急则治标案 🏵

某　脉形细弱，背腧作胀，中脘作痛，不纳不饥。此由先天不足，气弱失运，运迟则生湿，气弱则生寒，寒湿交阻，宜乎其脘痛不纳矣。急则治标，宗此立方。

制香附　九虫香　瓦楞子　广皮　白蔻仁　香橼

皮　公丁香（《张聿青医案》）

❀【评议】　中医古训讲究"标本缓急"。标与本是
两个相对的概念，也是可以转化的关系，这就需要认
清"标本缓急"。本例脉形细弱，本是先天不足，气血
亏虚，然因气弱失运生湿生寒，以致寒湿交阻，而出
现中脘作痛、背膂作胀、不纳不饥等症，标实为急！
虽有本虚，但急则治其标，立方散寒化湿，理气止痛。

🎋 肝气夹痰阻于胃府案 🎋

徐左　中脘作痛，腹满气撑，便阻不爽。脉两关
俱弦。厥气挟痰，阻于胃府，久则成膈。

薤白头三钱　瓜蒌仁四钱　酒炒延胡索一钱五分　青
皮一钱　瓦楞子五钱　制香附二钱　淡吴萸五分　枳壳一
钱　沉香二分　公丁香三分　黑丑三分　湘军四分。后四味
研细，先服。

二诊　脘痛微减。然稍有拂逆，痛即渐至。还是
肝胃不和。再为疏泄。

赤芍吴萸四分同炒　制半夏　香附　乌药　薤白头
陈香橼皮　砂仁　青皮　延胡　瓦楞子（《张聿青医
案》）

❀【评议】　本案为肝气夹痰阻于胃腑，兼腑气不
通。张氏取瓜蒌薤白半夏汤之意，辛润滑利，流通气
机，气机一通，大便自解。方中薤白、瓜蒌仁配伍，

一通一降，通阳下气，祛痰散结、润肠通便之功益彰。取沉香、公丁香、黑丑、湘军，四味研末，温化泻下，行气降逆。后脘痛因情志怫郁诱发，仍是肝胃不和，予疏理收功。由是观之，治疗突出"宣通"二字，因六腑以通为用耳。

❀ 痰气停留遍体作酸案 ❀

席右　中脘作痛。脉形弦滑，独尺部濡细而沉。此由命火衰微，在下之蒸变无力，在上之痰气停留。遍体作酸，以胃病则不能束筋骨而利机关也。宜辛以通之。

枳实　赤白苓　半夏　广皮　香橼皮　香附　瓦楞　薤白头　姜汁　炒蒌仁（《张聿青医案》）

❀【评议】　本案中脘作痛，脉形弦滑，独尺部濡细而沉，可知病根是命火衰微，"在下之蒸变无力，在上之痰气停留"。当下尚有"遍体作酸"，乃中焦痰饮，气机紊乱，不能束筋骨而利机关所致，当急则治标，取二陈汤合瓜蒌薤白半夏汤辛以通之，理气化痰。惟案曰："命火衰微"，似可加入肉桂、吴萸等味，以增强暖肾温中之力。

❀ 木郁土中脘痛时有烘热案 ❀

虞右　木郁土中，中脘作痛，胃脘之间，时有烘热之象。脉细关弦。肝经之气火，冲侮胃土。急宜开展襟怀，使木气条达。

醋炒柴胡　杭白芍　金铃子　广郁金　当归身　制香附　青陈皮　麸炒枳壳　粉丹皮　姜汁炒山栀

二诊　中脘烙热较退，痛亦略松。然每晨面肿，头晕耳鸣。无非火气生风蔓延所致。

金铃子　制香附　川雅连 淡吴萸同炒　麸炒枳壳　白蒺藜　东白芍　蜜水炒小青皮　十大功劳叶　桑叶

三诊　气注作痛渐轻，而咽中仍然如阻，时仍潮热。还是气火之郁。

磨苏梗　朱茯神　生香附　炒枳壳　磨郁金　炒枣仁　煅龙齿　白蒺藜　粉丹皮　钩钩　逍遥丸（《张聿青医案》）

❀【评议】 木郁土中，气机失于条达，"肝经之气火，冲侮胃土"，故见胃脘作痛，时有烘热。张氏初诊仿柴胡疏肝散合丹栀逍遥丸意，疏肝气，清郁火，和胃腑。二诊、三诊仍以理气解郁清火为主。

中脘痞阻痛呕泄泻案

沈左　辛通气分，中脘痞阻较定，痛呕泄泻。的是木乘土位。《经》云：寒则湿不能流，温则消而去之。

白芍 一钱五分，吴萸四分同炒　沉香曲 二钱　茯苓 三钱

枳壳—钱　砂仁七分　香橼皮—钱五分　上徭桂三分，饭丸
先服（《张聿青医案》）

❀【评议】　本例肝木乘脾土，影响脾升胃降，寒
湿留滞，以致中脘痞阻，痛呕泄泻。治拟"温则消而
去之"，处方用药以"辛通气分"为主。其中一味上
徭桂饭丸先服，乃张氏取"辛温大热之品"直接作用
于中焦，既能温胃又能护胃，可谓心思缜密，匠心
独运。

🏵 肝胃不和气浊内阻案 🏵

某　痛势大减。然气冲至脘，则痛仍剧，大便不
行。肝胃不和，气浊内阻。再为疏通。

青皮　金铃子　郁金　整砂仁　木香　槟榔　白
蒺藜　制香附　川雅连淡吴萸同打

二诊　大便已行，并呕涎水，痛势递减，而仍未
止。再辛通胃阳。

薤白头　制香附　沉香片　砂仁　上徭桂　制半
夏　青陈皮　瓜蒌仁　茯苓（《张聿青医案》）

❀【评议】　脾胃为中焦气机升降的枢纽，肝胃不
和，致脾不升清，胃不降浊，气机不畅，壅塞不行，
故初诊予行气导滞为治疗之法。二诊抓住呕涎水，考
虑为脾虚中阳不足，水湿不能运化而上递所致，取仲
景之瓜蒌薤白半夏汤辛温通阳，配合香附、砂仁、沉

香之属理气降浊。

脘痛气撑腹满肢震便秘案

尤右　脘痛气撑腹满，肢体震动，大便不解。厥气纵横，恐致发厥。

川楝子切，一钱五分　制香附三钱　白蒺藜三钱　炒白芍一钱五分　淡吴萸五分　郁金一钱五分　醋炒青皮一钱　陈香橼皮一钱五分　磨沉香四分　煨天麻一钱五分　川雅连四分，吴萸同炒，入煎　砂仁七分（《张聿青医案》）

●【评议】　本例病初是肝气不舒之脘痛，然肝郁日久，致气机逆乱，甚者动风，出现气撑腹满，肢体震动等。张氏在治疗时仍予平肝理气为主，考虑"厥气纵横，恐致发厥"，酌情配伍平肝息风之天麻。

痰气交阻阳明中脘痛引背脊案

左　中脘有形作痛，痛引背脊。痰气交阻阳明，势难杜截根株。

薤白头三钱　瓜蒌仁三钱　制半夏一钱五分　乌药一钱　瓦楞子四钱　制香附二钱　延胡索酒炒，一钱五分　砂仁七分　淡吴萸四分，赤芍一钱五分同炒　香橼皮一钱五分（《张聿青医案》）

●【评议】　张氏认为"水谷之海，岂是停气停湿停痰停饮之所"(《张聿青医案·痰饮》)。故取瓜蒌薤白半夏汤温化痰饮，宣畅气机，加香附、砂仁、乌药、香橼皮理气解郁。

❧ 少腹有气上冲支脘作痛案 ❧

朱左　少腹有气上冲，支脘作痛。脉沉而弦。肝肾湿寒。治宜温化。

淡吴萸盐水炒，四分　台乌药一钱五分　赤白苓各二钱　泽泻一钱五分　盐水炒青皮一钱　金铃子一钱五分　苏子梗各二钱　前胡一钱五分　制香附三钱　光杏仁三钱　楂炭三钱（《张聿青医案》）

❧【评议】　本例少腹有气上冲，支脘作痛，脉沉而弦，乃肝肾湿寒气滞，故取天台乌药散加减温化为主，全方散寒止痛，行气疏肝，化湿降逆。

❧ 宣通气血治久痛久呕案 ❧

陈右　久痛久呕，中脘板硬，月事两月不来。此必有形之滞，郁阻胃中。拟宣通气血。

延胡索酒炒，一钱五分　瓦楞子四钱　炒赤芍一钱　台乌药一钱五分　楂肉二钱　土鳖虫去头足炙，三枚　单桃仁去皮尖打，三钱　归须酒炒，二钱　降香片五分

二诊　宣通营卫，大便解出凝而色红，脘痛势

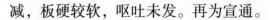

减，板硬较软，呕吐未发。再为宣通。

　　五灵脂酒炒，三钱　制香附二钱　炒枳壳一钱　焦麦芽三钱　陈皮一钱　薤白头二钱　延胡索酒炒，一钱五分　砂仁末五分　土鳖虫去头足，二枚　广郁金一钱五分

　　三诊　宣通营滞，大解带黑，脘痛呕吐俱减。然咽中常觉哽阻，中脘仍然坚硬。脉象弦紧。效方扩充，再望应手。

　　上桂心五分　炒桃仁三钱　薤白头二钱　干漆炒烟尽，三分　橘红一钱　土鳖虫三枚　延胡索酒炒，一钱五分　制半夏一钱五分　湘军酒炒，八分（《张聿青医案》）

　　✱【评议】　清代名医叶天士在《临证指南医案》中提及"初病在经，久病入络，以经主气，络主血"，"病久痛久则入血络"。《素问·举痛论》云"百病生于气也"。本案久痛久呕，中脘板硬，月事两月不来，则必有有形之滞，血络不畅，故治疗以宣通气血为主，酌情配伍和胃止痛之品，从而达到阴阳不离交合，气血不离营卫，脏腑不离经络的目的。张氏治疗胃痛，善用"宣通"之药，跃然纸上。

✿ 肝脾不和气湿不运调气为先案 ✿

　　奚右　由脘痛而致腹中胀满，得泄则松。肝脾不和，气湿不运。气为血帅，月事因而不行。以调气为先。

制香附二钱　砂仁五分　丹参二钱　苏木一钱五分
枳壳一钱　茯苓三钱　鲜佛手一钱　上广皮一钱　木香三
分　降香五分

二诊　腹满较舒，中脘窒痛。再从肝脾胃主治。
月事不来，且勿过问。

制香附二钱　陈皮一钱　金铃子切，一钱五分　前胡一
钱　鲜佛手一钱　缩砂仁五钱　延胡索酒炒，一钱五分　光
杏仁三钱，打　紫丹参二钱　苏梗二钱（《张聿青医案》）

● 【评议】　肝脾不和，常由肝失疏泄与脾失健运
相互影响，肝脾失去正常的协调关系而成，导致气湿
不运，气血阻滞。而"气为血之帅"，治疗当以调气
为先。故处方以调和肝脾，疏理气机为主，兼通瘀
滞，疏其气血，令其调达，而致和平。

❀ 饮气内伏以疏和肝胃为治案 ❀

薛左　脘胁肋攻撑，甚则作痛，脉象沉弦，为饮
气内伏，曾用控逐之法，泻水甚多，然气分仍难舒
展。夫中脘属胃，两胁属肝，胃喜通降，肝喜条达，
脾胃失于健运，则胃中之水湿停留，中土气滞，木难
疏泄，以致厥气郁滞，与土相雠①，攻撑痛满之类纷
至矣。从肝胃疏和。

淡吴萸四钱　郁金五分　范志曲一两五钱，炒　制香

---

① 雠（chóu 仇）：同"仇"，仇敌。

附二两　茯苓二两　公丁香五钱　白蒺藜一两五钱　麸炒枳壳一两　东白芍一两五钱，炒　小青皮八钱　制半夏二两抚川芎七钱　炙甘草五钱　广陈皮八钱　茅山苍术一两三钱，米泔浸，同芝麻炒，去芝麻　白蔻仁六钱

上研细末，水泛为丸如绿豆大，每晨服二钱，下午服一钱五分，砂仁汤送下。（《张聿青医案》）

❀【评议】　本例脘胁攻撑作痛，脉沉弦，确为饮气内伏所致，然控水逐饮之法难于取效。脾胃为后天之本，气血生化之源，能运化水湿，脾胃运化功能健旺，能防止水湿痰饮等病理产物的生成，故张氏从脾宜健、肝宜疏、胃宜和着手，配合理气化饮之茯苓、枳壳等药取效。

❀ 培脾土温胃阳助运化丸药图治案 ❀

张左　胃痛日久，曾呕涎水凝瘀，盖胃为阳明，阳明为多气多血之乡，停饮留阻，痛则不通，无形气滞之极，有形之血，亦因而痹阻，凝积为瘀，壅极而决，决则通，通则不痛也。所虑者，胃府虽通，而畴昔之凝滞于络中者，必然未尽，是即涓涓之流，星星之火也。兹以丸药温通胃阳，而培脾土，冀其二土旋运，庶停留于络中者，潜消而默化耳。

人参须一两，另研和入　高良姜四钱　上瑶桂二钱，去粗皮，另研和入　白蔻仁三钱，另研和入　野於术二两，炒

玄胡索酒炒，一两　云茯苓三两　土炒白芍一两　制香附二两　瓦楞子四两，醋煅，水飞　甜杏仁霜二两　炙甘草四钱　新会皮一两　公丁香三钱　制半夏二两　猪苓一两五钱

上为细末，水泛为丸，每服二钱，米汤送下。（《张聿青医案》）

❀【评议】　李杲在《脾胃论》云："脾为至阴，受胃之阳能上升水谷之气于肺。""夫脾者阴土，至阴之气，至静而不动；胃者阳土也，主动而不息。"本案胃痛日久，停饮留阻，瘀滞胶结，治疗既要祛胃中痰饮，又须消络中瘀滞，故张氏用米汤送服丸药之法，培补脾土，温通胃阳，缓缓图之。俾脾胃运化正常，胃中停饮渐消，络中瘀血亦散。

❀ 胃苓法治痰滞隐伏胃痛呕吐案 ❀

孙右　胃痛呕吐者久，叠从肝胃主治，旋止旋发，数年以来，未得大效。脉象沉弦。夫肝虽横暴，无刚锐无穷之理，胃虽被犯，无终始不和之理。盖由胃有痰滞隐伏，虽曾攻逐，一鼓而下，其胶稠凝聚者，依然内踞。特猛剂断非久病所宜。拟以胃苓法，寓猛于宽，以觇①其后。

茅山苍术七钱，米泔浸一宿，取出同芝麻炒，去芝麻　茯

---

① 觇（chān）：暗中察看。《说文》："觇，窥也。"此处为观察之意。

苓一两五钱　上川朴五钱　生熟於术各四钱　广陈皮七钱
猪苓一两　生熟甘草各二钱　官桂四钱　泽泻七钱　白蛳
螺壳五钱，煅

研末为丸，每空心服五钱。(《张聿青医案》)

⚜【评议】　胃苓汤是治疗脾湿过盛之浮肿泄泻、呕吐黄疸的代表方，具有健脾和中、利水化湿之功，临床运用广泛。然本例胃痛日久，虽经肝胃调治，攻逐痰滞，未见大效。乃胃有痰滞隐伏，胶稠凝聚，不能速去，张氏取胃苓汤之意，用药研末为丸。可见沉疴不宜猛剂攻之，应健脾化痰，循循调养，定能取效。

⚜ 肝木犯胃痰瘀交阻案 ⚜

方　脘右块撑作痛，痛势颇重。气机板窒，肝木犯胃，胃络之气，因之窒胀不通。块痛有形，此必有痰瘀交阻，较之气痛入络者为重。脉象左关独弦，余部带数，口苦舌干，兼有木郁化火之象。拟方平肝疏滞。

金铃子酒炒　延胡索醋炒　枳壳醋炒　前胡　瓦楞子醋炒　归尾　丹参　法半夏　川连吴萸煎汁炒　白芍土炒　九香虫　沉香曲　檀降香片(《柳宝诒医案》)

⚜【评议】　本案脘右块撑痛重，脉数而左关独弦，口苦舌干，病机是肝木犯胃，木郁化火，痰瘀交阻。

故取金铃子散、枳壳、九香虫行气止痛，左金丸、瓦楞子、白芍清泄肝火，制酸止痛，沉香、檀香、降香、归尾、丹参降逆活血通络，前胡、法半夏化痰。全方共奏平肝化痰、祛瘀止痛之效。

🌸 脘腹胀痛合并黄疸治案 🌸

陈　脘腹痛呕而胀，本属木邪为患。甚则胆火上逆，目为之黄，耳为之聋。每值胀痛，即形寒发热，状如疟疾。少阳之气，郁而不宣，营卫因之乖隔。病由内因，而形同外感。当清木以泄郁热，和胃以畅气机，不得拘黄疸旧例，而用湿温套方也。

细柴胡　酒炒黄芩　刺蒺藜　黑山栀　炒丹皮 姜半夏　广陈皮　生熟神曲　枳实　川连_{酒炒}　青皮_{酒炒}　竹茹　香橼皮（《柳宝诒医案》）

🌸【评议】　本案脘腹胀痛而呕，系肝胆郁热，胃失和降所致。足少阳胆经，起于目锐眦，下耳后，胆火上逆，故目黄耳聋；少阳主枢，枢机不利则气机内郁，致营卫乖隔，而形寒发热，状如疟疾。柳氏以温胆汤合小柴胡汤增损，清肝以泄郁热，和胃以畅气机。药证合拍，故取良效。

🌸 热入血室血络瘀阻脘腹大痛案 🌸

丁　时邪初起，适值经来，行而不畅。病经旬余，脘热盗汗，已属热陷血室之证。昨日脘腹大痛，甚则厥汗淋漓。与芳香疏通之药，痛势下及少腹，手不可按，此为血络瘀阻无疑。拟方于疏瘀通络之中，仍兼调气，冀其瘀通气畅，腹痛得止为幸。

归尾_{酒炒} 白芍_{桂枝煎汁炒} 桃仁泥 泽兰叶 延胡索_{醋炒} 青广木香_各 长牛膝_{吴萸煎汁炒} 楂肉炭 青皮_{醋炒} 瓦楞子壳_{醋煅} 丹皮炭 九香虫 檀降香片（《柳宝诒医案》）

❀【评议】 本案经行感邪，热入血室，旬余不解，痛而拒按，血络瘀阻无疑。故予活血化瘀、行气通络为治，方中青皮、九香虫、青广木香、延胡索、檀降香行气止痛，归尾、桃仁、泽兰、丹皮活血祛瘀，牛膝引血下行。诸药合用，疏瘀通络，兼调气机，使瘀血去，气血通，而脘腹痛止。

❀ 气病及血痛久积瘀案 ❀

李 痛在胃口，久痛不移，得热酒暂平。此气病及血，痛久积瘀之象。拟方调气为主，佐以化瘀止痛。

归尾_{酒炒} 白芍_{酒炒} 长牛膝_{红花煎汁，拌炒} 广木香 沉香片 金铃子_{酒炒} 延胡索_{醋炒} 广郁金 丹皮 青皮_{醋炒} 瓦楞子壳_{醋煅} 降香片（《柳宝诒医案》）

❀【评议】 本案痛在胃口，久痛不移，乃气病及血，久痛入络，瘀血积滞。明代李时珍《本草纲目》中说"米酒通血脉，厚肠胃"。今痛"得热酒暂平"，亦反证络中瘀积。故处方以调气和胃为主，佐以化瘀止痛。

🎕 怒后进食致胃脘刺痛案 🎕

治梁氏胃脘刺痛，饮食不下，气口紧盛，肝脉弦数。系因怒后进食，停滞胸中者。自制：

木香六分　白芍一钱　沉香末八分，冲　青皮四分
甘草四分　首乌二钱　郁金一钱五分　麦冬一钱　桔梗四分
槟尖四分（《昼星楼医案》）

🎕【评议】 情志不畅，郁怒伤肝，肝气犯胃，升降失常，而致脘痛纳呆，这在临床上屡见不鲜。本例凭症参脉，肝气横逆犯胃，食滞胸脘明矣。故用木香、青皮、郁金理气解郁，白芍、麦冬、首乌、甘草柔肝止痛，沉香、桔梗、槟榔消积散滞，调其升降。全方共取疏肝理气、宽胸消滞之功。

🎕 食积胃痛误治案 🎕

治蓝氏年近五十，气体素旺。因伤食胃脘刺痛，面红口干发热。右寸口脉紧盛，脾脉气不流通。此证为类伤寒，庸医昧此，进以消风散寒之药而病加剧。

此是内因而非外因者，服此方遂愈。自制：

面枳实一钱 酒军一钱五分 木香七分 槟榔六分 青皮五分 沉香末八分 枳壳八分 酒芩一钱 花粉一钱五分 炒麦芽一钱五分 甘草五分 酒川连一钱（《昼星楼医案》）

❀【评议】 食积胃脘刺痛，面红口干发热，庸医妄用消风散寒之药，遂使病剧。本病实为因伤食而食积郁热所致，后投五磨饮加减，消积导滞，兼清郁热，遂愈。"是内因而非外因"是辨证施治的吃紧句。

❀ 真寒假热胃痛案 ❀

郑海秋之千金，年十一岁，患胃寒作痛十余日，约余诊，胃脘及腹痛疼不堪，食入则吐，喜饮冷水，顷复吐出，呕吐红绿水，身热面赤，头昏痛，口干而舌苔白润，小便清，两手脉大，重按则无。应以真寒假热论治，大建中合吴萸四逆等法治之。

真川椒二钱 川干姜四钱 大防风五钱 制半夏五钱 泡吴萸二钱 公丁香钱半 炙甘草二钱 猪胆汁半匙

再诊诸症均退，不热不呕，略可饮食，惟余头昏腹微痛，脉之浮大已退，变为沉迟无力，仍以前法消息之。

制半夏三钱 泡吴萸一钱 炒白术三钱 米党参四钱 全归身二钱 川干姜钱半 真川椒钱半 公丁香一钱 炙

甘草一钱（《雪雅堂医案》）

●【评议】 本例是小儿胃痛案，然真寒假热要辨识清楚。辨证的关键在于脉舌，两手脉大，重按则无，舌苔白润，乃虚寒之的据，为疾病之真相。而喜饮冷水，顷复吐出，呕吐红绿水、身热面赤等，系热之假象也。故取大建中汤等温中散寒而取效。临证需透过现象抓住本质，才能药到病除。

❀ 因寒停食胃脘疼痛欲死案 ❀

周某（北人）因寒停食，胃脘疼痛欲死，右关紧实，消导之中参以温窜攻坚之品，是为复方。

炒山楂二钱　炒六曲二钱　广槟榔三钱　炒麦芽二钱
金头蜈蚣一条（《雪雅堂医案》）

●【评议】 本病胃脘疼痛欲死，右关紧实，感寒停食是病因病机关键，故在山楂、神曲、槟榔、麦芽消食化积的同时，加蜈蚣辛温散寒，通络止痛，即案中所谓"温窜攻坚之品"是也。

❀ 脘痛乳内坚核案 ❀

孙筱香之夫人，左关弦涩，右手沉弱不起，每饥呛咳数声，乳内坚核，时消时剧，脘痛常发，得食则缓，过食则张，病缘昔年坐蓐饥饿得之，中气素虚，健运失常，营卫日见损怯，而诸症缠绵也。《经》曰：损其脾胃者，调其饮食，适其寒温。遵其意消息之，仿归芪建中之制温养元真，建立中宫，为通补方法。

焦白芍　清桂枝　真饴糖　大炙芪　大防党　炙甘草　全当归　黑枣肉

又

炙黄芪　桂枝尖　龙眼肉　当归身　白蒺藜　米党参　炙甘草　焦白芍　制香附　青橘叶（《雪雅堂医案》）

❀【评议】　本案系女性患者，脘痛常发，饥则呛咳，乳内坚核，诸症缠绵。其病机是中气素虚，健运失常，营卫日见损伤。故处方仿归芪建中汤，温养元真，健全中焦。脾胃得调，营卫转和，气血则畅，脘痛可愈。

❀ 心脾阴络受伤入夜脘痛案 ❀

女子善忧，思虑郁结，入夜脘痛喜按，心脾阴络受伤，宜进归脾养营之属。

高丽参钱半　炙甘草一钱　龙眼肉三钱　远志肉一钱　全当归三钱　炒白芍二钱　云茯神三钱　大黑枣三枚（《雪雅堂医案》）

❀【评议】　宋代医家严用和据"二阴之病发于心脾"理论而创立益气补血、健脾养心的名方归脾汤，补益而不峻猛，柔中有刚，兼顾全面，很受后世医家推崇。本例女性患者善忧过思，伤及心脾阴络，入夜脘痛喜按，法宜健脾养营，循此方治疗，甚是合拍。

🏵 肝胃气痛案 🏵

凌学颂之夫人病肝胃气痛，先生治之而愈。案云：厥阴脉起大敦，络抵少腹下脘，为肝之部。十月为阳之尽，阴盛阳衰，厥气横逆，上侮胃土则呕恶，不喜饮食，脉象弦细，虚寒无疑，须交一阳来复方能霍然。兹本经旨，肝欲散急食辛以散之，木静则土亦安。高良姜、制香附、制附子、青皮、陈皮、煨木香、谷芽、白芍、吴萸四分、同炒台乌药，另荜茇一分半、蔻仁二分、瑶桂三分、沉香二分，研末，饭丸。复诊：天寒阳伏，阴气当权，厥阴为阴中之至阴，缘以质本虚寒，遇冷即痛，况脾胃素多痰浊，肝木上侮土也。再用制香附、干姜、橘络、细青皮、煨木香、公丁、香砂仁、半夏、乌药、炒莱菔子、小茴香，另公丁香、沉香、蔻仁、瑶桂，研末饭丸。（《医验随笔》）

● 【评议】 本案之肝胃气痛，呕恶不食，脉象弦细，仍肝气横逆，脾胃虚寒所致。遵《黄帝内经》"肝欲散，急食辛以散之"，故取良附丸等暖肝胃，平肝逆，和胃止痛。复诊考虑"脾胃素多痰浊"，温中平肝的同时，兼顾化痰和胃。

脘腹痛呕一帖温胃药剂病瘥案

钱佐，年古稀外，脘腹痛呕恶不能食，来请余父诊，余父出诊未归，而钱家刻不可缓，余曰：如欲速，余代可乎？来人云：可。余至，佐老云：我病已十数发，每发必请令尊①，每一剂即止，君能如是乎？余切其脉沉细，右关更无力，舌白不食饮，止胃寒痛，宜温胃主之。乃书炒西潞、炮姜炭、高良姜、煨木香、厚朴、玄胡、半夏、陈皮、沉水香，一帖。明日钱佐至镇，谓余父曰：世兄家学渊源，不愧先生之令子也。(《医案摘奇》)

【评议】 本案患者年逾古稀，脘腹痛呕不食，合参舌脉，乃胃寒所致，治宜温胃为主。方用党参健脾益气，炮姜炭、高良姜、沉香以温胃散寒，再配以木香、厚朴、玄胡行气止痛，加之半夏、陈皮以温中止呕。药证合拍，故药到病瘥。

厥阴阳明同治脘痛窒极案

安昌李 (文彬)　脘痛窒极，口涌清水欲呕，脉弦，舌白、中心微黄，肢稍乍冷，宜厥阴阳明同治。(七月二十四日)

---

① 令尊：对他人父亲的尊称。

干姜二分　草蔻一钱　降香八分　瓦楞子三钱,打,吴萸三分拌炒　川连八分　桂丁四分　厚朴一钱　仙半夏钱半　谷芽四钱　通草钱半　玫瑰花五朵

清煎,三帖。

又　脘痛未除,呕恶已差,脉弦,肝横,舌厚嫩黄。宜疏泄厥阴为治。(七月二十七日)

川楝子三钱　枳实钱半　瓜蒌皮三钱　郁李仁三钱　延胡二钱　炒谷芽四钱　薤白一钱　玫瑰花五朵　草蔻一钱　刺猬皮钱半　厚朴钱半

清煎,三帖。

又　脘痛较减,脉弦,嗳气上逆,肝木未和。姑宜镇逆和胃为妥。(八月初四日)

金沸花三钱,包煎　川楝子三钱　瓦楞子四钱　炒谷芽四钱　代赭石三钱　延胡二钱　薤白一钱　鸡内金三钱　仙半夏钱半　刺猬皮钱半　厚朴钱半

清煎,四帖。(《邵兰荪医案》)

● 【评议】　厥阴为肝,阳明为胃。今肝气逆行犯胃,而清水泛溢作呕,胃脘窒痛。因肝为刚脏,肝体阴而用阳,气有余,便是火,郁则为气,发则为火,胃居中脘,性喜和降,若肝经气火冲扰阳明,胃气势必失降。故初诊治拟厥阴阳明同治,平肝和胃;复诊肝逆犯胃为主,治重疏泄肝热;三诊嗳气上逆明显,治宜镇逆和胃为妥。处方用药次第分明,井然有序,宜乎取效也。

186

嗜酒湿胜脉弦脘痛案

安昌黄　嗜酒湿胜，脉弦，肝横，脘腹痛，宜解酒，分消利气为主。(三月初三日)

川楝子三钱　瓦楞子四钱　鸡内金三钱　枳椇子三钱　延胡三钱　白蔻仁八分，冲　厚朴一钱　玫瑰花五朵　小青皮八分　乌药三钱　降香八分

清煎，三帖。(《邵兰荪医案》)

【评议】　脾为太阴湿土，喜燥恶湿。患者嗜酒以致脾虚湿盛，肝气横逆，胃腑不能宣达，以致脘腹联痛，治以"分消利气为主"，全方疏肝气，化湿气，和胃气，而止脘痛。其中枳椇子一味有解酒湿之效。

营虚胃痛治宜养血平肝案

遗风庞　营虚胃痛，脉虚，心悸，宜辛甘治之。(又月初三日)

丹参三钱　沉香曲钱半　九香虫钱半　生牡蛎四钱
清煎，四帖。

又　胃痛未除，脉虚左弦，心悸如悬，仍宜养血平肝。(六月初八日)

全当归钱半　川楝子三钱　茯神四钱　乌药钱半　九香虫钱半　炒延胡钱半　炒谷芽四钱　玫瑰花五朵　生牡蛎四钱　草蔻一钱　丹参三钱

清煎，四帖。(《邵兰荪医案》)

❀【评议】 本案胃痛，心悸，脉虚，为素体不足，营血亏虚，胃络失于滋养，属不荣则痛。又肝火偏亢，更伤营血，故拟养营血，平肝火，理气止痛。

❀ 大承气汤治胸脘痞胀疼痛便秘案 ❀

屈张氏，上年因殇一女孩，常时哀痛伤悼，遂致肝阳上逆，头痛目眩，胸痞食少，月信参差不齐，或时口作干苦，或作寒热，或腹胁胀痛，岁无宁日。余随证施治，渐就痊可，至冬月杪①，忽患心气疼痛，胸脘痞胀不食，其痛如刺。延至王某医治，不辨寒热虚实，恣用桂、附、干姜、吴萸、丁香、胡椒、花椒、荜茇、硫黄、木香、厚朴、香附之药，而佐以参芪归术，连进二剂，其痛愈增。寅夜专车迎余，诊其脉沉细，按之弹指而数，验其舌苔，微黄而粗，询其大便，九日未解，小便短涩而赤。乃君相二火郁于上脘，烧灼火包之血，而作痛，其脉为热药所伏。古人云：通则不痛，痛则不通。滋则上下前后皆痹，非用硝黄不可。于是定方大承气汤，连进二次，其痛即缓。次早诊脉，六脉反洪大无伦，又服一剂，大便始通，下干黑燥屎八九枚，又服二剂，下干黑血块。乃

———
① 杪(miǎo妙)：本义为树枝的细梢，后指年月或四季的末尾。《礼记·王制》："必于岁之杪。"

于原方，加桃仁三钱，桂枝、炙草各一钱五分，又服二剂而愈。当余拟此方医治之时，王某谓余曰：脉沉细乃阴证也，此方恐不可服。余曰：脉诚沉细，然按之弹指有力，为热邪深伏之象。病家闻渠言，几为所惑，余立主不错，始行煎服，否则又枉送一命矣。（《萧评郭敬三医案》）

【评议】 本案患者原有哀伤肝阳上逆诸症，经辨治而渐瘥。今忽患胸脘痞胀疼痛，他医或进香燥，或施补益，但"其痛愈增"。郭氏询其大便，九日未解；验其舌苔，微黄而粗；诊脉沉细，按之有力。辨为心肝之火郁于上脘，当先泻郁火，通则不痛，故定方大承气汤，攻逐泄热，果下燥屎八九枚，"其病即缓"。可见，郭氏诊断精准，施法果断，心有定见，不为表象所惑，可谓加人一等矣。

厥阴阳明同治肝逆犯胃脘痛案

肝阳犯胃，脘痛彻背，呕酸作吐，右脉细左弦，苔白，痰气交阻，肢尖不煦，恐厥，宜厥阴阳明同治，佐祛瘀化痰。

姜半夏一钱五分 金沸花三钱，包 猬皮一钱 枣槟三钱 川连六分，吴萸五分拌炒 炒五灵脂三钱 广郁金三钱，生打 草蔻一钱 桂心四分 瓦楞子四钱 茯苓四钱 引路路通十颗

三帖。(《邵氏医案》)

肝逆上冲,脘痛背掣,脉沉弦,癸涩,宜疏泄厥阴为主。

川楝子三钱　真新绛一钱　左金丸八分　沉香曲一钱五分　延胡二钱　广郁金三钱　丹参三钱　玫瑰花五朵草蔻一钱　木蝴蝶五分　佩兰叶一钱五分

四帖。(《邵氏医案》)

肝逆犯胃,腹痛作吐,脉弦微热,癸水趱①迟,宜厥阴阳明同治。

干姜二分　炒枳壳八分　广藿香二钱　乌药二钱　川连七分　苏梗一钱五分　新会皮一钱五分　佛手花八分　仙半夏一钱五分　绿萼梅一钱五分　蔻壳

二帖。(《邵氏医案》)

苔黄,脉涩左弦,脘腹联痛,呕恶,此厥阴顺乘阳明,癸水趱迟,宜泻心汤加减治之。

干姜二分　生牡蛎四钱　木蝴蝶五分　新会皮一钱五分　川连八分,吴萸四分拌炒　苏梗一钱五分　茯苓四钱　绿萼梅一钱五分　仙半夏一钱五分　乌药一钱五分　川楝子三钱

三帖。(《邵氏医案》)

❀【评议】　厥阴之气上干,阳明之气失降,肝木扰动,横逆犯胃,而现脘痛诸症。上述四案,或见呕酸作吐,或脘痛背掣,或脘痛及腹,或月水迟后,皆与肝木犯胃,气机逆乱有关,故治疗大法为"厥阴阳

––––––––––––
① 趱(zǎn):来。

190

明同治"，用药平肝降逆，理气和胃。

🌸 胃痛不能概用失笑散案 🌸

心胃痛一证，《内经》条目甚多，先辈名公，分为九等，极为详尽，《金鉴》遵之，编为歌诀而莫不有虚实之分，可谓无遗蕴矣。曾忆邻村有医士姓王名维藩者，余同谱弟丹文茂才①之族叔也，故业医，货药饵。邻有妇人病胃痛者请王治之，王用《海上方》中失笑散，服之立效。后凡有患心胃痛者，王辄以失笑散治之，效否各参半。王素食洋烟，一日自觉胃痛，亦自取失笑散服之，痛转甚，至夜半痛欲裂，捣枕捶床，天未明寂然逝矣。因思失笑散为逐瘀之药，王之邻妇必因瘀血凝滞，故用之立效。其余风寒暑热、饮食气郁，皆能致之，若概以失笑散施治，又不求其虚实，几何不误人性命乎？王用失笑散不知曾杀几人，故己亦以失笑死，殆冥冥中之报也。业医者，可不多读群书，以求其是乎？(《醉花窗医案》)

🌸【评议】 失笑散对于瘀血为患之心胃痛者，用之确有良效。本方活血化瘀，偏于攻逐祛邪，对于正气亏弱，阴血虚而无瘀滞者并不对证。其他风寒暑热、饮食邪气所致胃痛者，亦不合适。今王医素食洋烟，气阴已耗，单用逐瘀，自生变证。由此可见，中

———

① 茂才：即秀才，为避讳汉光武帝刘秀而改。

医临床之学，并非单凭经验，理论指导更为重要，因人而异，辨证论治，始终牢记心头，王医不思辨治、不求虚实，概用一方，自服而亡，其教训不能谓不深刻哉！此案可作妄用单方者戒。

胃脘作痛寒热不透宜解表疏里案

右　胃脘作痛，恶寒热不透，脉数不畅。宜解表疏里。

大豆卷三钱　川石斛三钱　六曲三钱　鲜佛手三钱五分　枳壳三钱五分　赤芍三钱　大腹皮三钱五分　干佩兰三钱五分　广郁金一钱　泽泻三钱五分　陈皮一钱（《曹沧洲医案》）

右　脘腹痛，得饮食即吐，胸闷，作寒发热，脉数而不畅。势在转重，勿忽。

淡豆豉三钱　上川连四分，姜水炒　猪苓三钱五分　陈佛手一钱　黑山栀三钱五分　泽泻三钱　淡吴萸廿一粒，盐水炒　沉香片三分　枳壳三钱五分　赤芍二钱　朱茯苓四钱　青蒿三钱五分　玉枢丹末三分，枇杷露一两，调化温服（《曹沧洲医案》）

●【评议】　上两案感受时邪，湿热为患，脘腹作痛，恶寒发热，脉数不畅，治取解表疏里，故以大豆卷、佩兰、大腹皮、豆豉、川连、青蒿、玉枢丹、山栀、猪苓、泽泻等清热利湿，佛手、沉香、枳壳、陈皮、郁金、赤芍、六曲等疏达气机，表邪得散，脾胃和顺，则诸症可消。

🎐 心脘大痛肢冷汗淋案 🎐

右　肝气上逆，逆则心脘大痛，甚至肢冷汗淋，脉来弦。防痛剧致厥。

旋覆花三钱五分, 绢包　金铃子三钱五分, 酒炒　春砂末四分, 冲　良附丸一钱, 吞服　代赭石四钱, 煅, 先煎　醋炒五灵脂三钱五分　瓜蒌皮四钱, 切　绿萼梅一钱, 去蒂（《曹沧洲医案》）

🔘【评议】　本案心脘大痛，肢冷汗淋，看似厥逆。从"脉来弦"看，其因仍是肝气郁结上逆，气机逆乱，阴阳之气不相顺接，故现肢厥。治疗以理气解郁、降逆和胃为主，所用药物亦体现这个治疗思路。

🎐 内服外敷治胃脘大痛便秘案 🎐

右　肝气乘胃，胃脘大痛不已，大便秘，脉细。防痛甚生波，勿忽。

旋覆花三钱五分, 包　沉香末三分, 冲　枳壳三钱五分　广郁金三钱五分　代赭石五钱, 煅, 先煎　上肉桂三分, 去皮为末, 冲　莱菔子四钱, 炒研　五灵脂三钱五分, 醋炒　淡吴萸三分, 盐水炒　制半夏三钱五分　杏仁泥五钱, 去尖　玫

瑰花瓣一钱

葱头一两　食盐一两　生香附一两　生姜一两　莱菔子一两，炒　打烂炒极热，布包熨之。（《曹沧洲医案》）

⚫【评议】　胃脘大痛，兼有便秘，肝气犯胃，胃气上逆，故用枳壳、郁金、玫瑰花疏肝理气，取旋覆花、沉香、代赭石、吴茱萸、半夏降逆和胃，加莱菔子、杏仁润肠通便。患者"脉细"，中焦尚有寒湿，故合肉桂、五灵脂温散，外用葱头、生姜等打烂，布包热敷，以增强温散通便之力。内外兼治，其效当相得益彰。

🌸 脘痛及少腹腰脊当顾肾气案 🌸

右　肝气从心脘痛入少腹，骨节亦痛，脉左大、右软。本体不充，须慎之。

旋覆花三钱五分，包　陈佛手三钱五分　川楝子三钱五分，小茴香三分同炒　白蒺藜四钱，炒去刺　煅瓦楞粉一两，包　橘红一钱　延胡索三钱五分，醋炒　川断二钱，盐水炒　淡吴萸三分　法半夏三钱五分　五灵脂三钱五分，醋炒　广郁金一钱　绿萼梅瓣一钱（《曹沧洲医案》）

右　脘腹痛，腰脊酸，少寐，呕恶，恶寒，脉细。宜标本两治。

桂枝一钱　淡吴萸三分，盐水炒　朱茯神三钱　杜仲三钱五分，盐水炒　橘红三钱五分　旋覆花三钱五分，包　炒

香枣仁三钱五分　陈佛手三钱五分　法半夏三钱五分　代赭石四钱，煅，先煎　金毛脊三钱，炙去毛　炒谷芽五钱，包（《曹沧洲医案》）

　　右　肝木乘胃土，气痛顶心脘，痛及背脊，大便溏，脉细。拟先通阳泄浊，并宜顾及脾肾。

　　旋覆花三钱五分，绢包　高良姜五分　漂白术三钱五分　戍腹米三钱，包　煅瓦楞粉一两，包　橘红一钱　茯苓四钱　代赭石五钱，煅，先煎　淡吴萸三分，盐水炒　制半夏二钱　霞天曲三钱　金毛脊三钱，炙去毛　炙鸡金三钱，去垢　炒谷芽五钱，绢包（《曹沧洲医案》）

　　●【评议】　中医学认为，肾为先天之本，脾为后天之本。肾与脾在生理上相互促进，在病理上相互影响。脾胃的运化，赖肾气推动。肾气一伤，必致脾胃功能失调。脾胃的腐熟和运化，既赖肾阳的温煦蒸腾，又赖肾阴的上滋濡润，脾气借肾阳鼓舞而上升，胃气赖肾阴濡润而下降。可见脾胃的升降原动力源于肾气。因此，脾胃病久，可损及肾气；或原有肾气不充，可形成脾肾两虚之局面。故治疗脾胃病当须顾及肾气的充盈。从上述三案看，凡脘痛涉及骨节、腰腹、背脊等处，并脉细软，曹氏主张要顾及腰肾，如用川断、金毛脊等，以补肾气。

🌸 痰湿气机互郁中运无权案 🌸

　　右　胃阳式微，肝木乘之，脘次作痛，泛吐酸水，得食辄吐，舌白，脉细软，大便旬日一行，少腹胀硬。痰湿气机互郁，中运无权，体乏病深，防成膈气，理之不易。

旋覆花三钱五分，包　淡吴萸三分，盐水炒　白芍三钱五分，桂枝三分同炒　炙鸡金三钱，去垢　代赭石四钱，煅，先煎　白芥子一钱　淡干姜三分　火麻仁泥一两　沉香片三分　制半夏三钱五分　瓜蒌皮四钱，姜水炒切　绿萼梅一钱，去蒂　霞天曲三钱五分，包　生谷芽五钱，包（《曹沧洲医案》）

❀【评议】　本案胃阳不足，肝气横逆，导致中焦气机紊乱，脾失健运，水湿留滞，湿聚成痰，造成痰气互结，中运更弱，出现脘次作痛，泛吐酸水，大便不行，舌白脉细。治疗当以温中助运，化痰利湿，理气和胃为主。

🦁 肝胃不和宜通阳泄浊疏运和中案 🦁

右　肝胃不和，脘痛久不止，脉细。宜通阳泄浊，疏运和中。

旋覆花三钱五分，包　淡吴萸三分，盐水炒　橘叶一钱　炙鸡金三钱，去垢　瓦楞粉一两，醋煅，包　延胡索三钱五分，醋炒　法半夏二钱　公丁香五粒，后下　良附丸三钱五分，吞服　五灵脂醋炒　白蔻仁五分，研末冲　沉香曲三钱　陈佛手一钱（《曹沧洲医案》）

●【评议】 本案肝胃不和致脘痛病久，脉细。从处方看，除肝郁气滞外，尚有中阳不足，脾失健运，湿浊内蕴，不通则痛，故治宜温通中阳，渗泄湿浊，疏肝和胃，健脾助运。

❀ 脘痛便泄咳嗽月经不调案 ❀

此肝病也，肝为血之藏，亦主生疏泄之用。经信时阻时通，脘痛腹痛频频，肝郁则脾亦不和，每腹痛气逆，大便必泄，此即木乘土位之象。土衰矣，金亦枯，咳嗽面浮，喉间如焚，阴分亦虚，肝病而传及脾肺肾，三阴并亏，拟煎法。

九孔石决明　元参　桑叶　橘核　茯神　料豆皮北沙参　陈皮　丹皮　干荷蒂（《上池医案》）

●【评议】 本案患者肝郁为先，木乘土位，脾胃虚弱，生化乏源，以致肺肾阴亏，治疗当平肝气，滋阴液。方中石决明、桑叶、丹皮、橘核、荷蒂疏肝泄热，元参、料豆皮、沙参滋养阴液，陈皮、茯神理气健中。

❀ 素有脘痛当先实脾案 ❀

肝阴素亏，脾阳少运，食不易化，时胀时嘈，素有脘痛，培土为主，所谓见肝之病，当先实脾。

洋参刮去皮，饭上蒸，切片，炒　土炒於术　茯神　炒归身　白蒺藜　生打桂圆肉　盐水炒川断肉　盐水炒杜仲　炒白芍　煨木香　炒木瓜　炙草　枣仁

诸药为末，将桂圆肉打烂和入药末，量加炼蜜为丸（《上池医案》）

见肝之病，当先实脾，脾虚肝气不舒，气横侮脾，中气衰而脘痛发，泄肝疏肝，皆为正气，拟丸法以培土为主，心营肺卫，宜兼治之，而止痛理气，总是治标之法。轻则大衍丸，随时酌用可也。

人参　土炒制於术　归身炒　白芍炒　远志肉炒炙耆　茯苓　麦冬　枣仁炒黑　白蒺藜鸡子黄拌蒸三四次晒干炒　煨木香　炙草

为末捣入桂圆肉杵和匀量，加白蜜为丸，飞辰砂为衣。（《上池医案》）

❀【评议】　对于胃脘久痛，脾虚肝郁者，理气止痛总是治标之法。而健脾益气乃是治本之策。见肝之病，当先实脾，脾胃强则肝气自平。上述两案，培土之品多用人参或洋参、土炒制於术、黄芪、茯苓、桂圆、炙草等，可以效法。

❀ 肝阳心火交织肝营中气亏虚案 ❀

左侧是肝位，主升有阴以济之，则升中原有降之理。左乳房乃阴络所聚，隐隐作痛，原系先天禀质，

阴亏水不涵木，木火失养，而肝气抑郁。须知木是土
之仇，肝痛必犯胃，胃脘作痛，腹中作胀，木来克
土，痛必日甚，痛且彻背，遂乃作呕吐，呕吐痰饮，
色如药汁，或酸或苦，肝阳心火交炽矣。因思初痛伤
气，久痛伤血，初痛在经，久痛在络，痛已十五六
载，而其痛一日三发，发则渐厥，脉左数右软，面色
青黄，毫无华色，肝营竭矣，中气亦亏，将来上不得
食，下不得泄，真津真液愈吐愈耗，何以图治？
拟方：

朝服左金丸，另煎旋覆花、青葱管、新绛屑
送下。

晚服当归羊肉汤：精羊肉去油膜、全归、大白
芍、淮小麦、大南枣。（《上池医案》）

【评议】 脘腹胀痛，病程较长，左乳隐痛，呕
吐酸苦，又面色青黄，毫无华色，脉左数右软。显然
虚实夹杂，心肝之火交织，又脾肝营气亏虚。治疗需
虚实兼顾，清补同施，故早服左金丸，并用旋覆花汤
送下，以清心肝之火，疏通肝络；晚服当归羊肉汤，
以补肝血，建中气。

胃中有痰肝家郁火案

张寿南，肝火郁于胃中，不得疏泄，而寒热如
疟，胃脘或时作痛，脉息洪大而弦滑，此胃中有痰，

肝家有郁火也。宜豁痰理气疏肝之药为治，并宜清虚淡泊，则胃中清爽，而痰自无矣。

柴胡　青皮　半夏　广皮　山栀　香附　黄芩甘草　枳壳　加姜煎（《沈氏医案》）

❈【评议】　胃中有痰，肝家郁火，肝火郁于胃中，不得疏泄，是以寒热如疟，胃脘作痛。脉息洪大而弦滑，亦痰火也。豁痰理气，疏肝清火，是属正治。

❈ 肝郁春令发病案 ❈

南翔杨简修，病起于思虑抑郁，肝木不能条达，郁于胃中，至去冬一阳萌动之时，木火发越，而胃脘作痛，流走不定，时发寒热，肝胆之火上升，左边头面肿胀，肿处出水，其火得泄而渐平，至今春正月，春令发生之时，木火升腾而冲胃，呕逆不止，而出大汗，木火得以疏泄而渐安。此汗系内火销烁而出，非气虚自汗也。痛则大便不通，所谓通则不痛也。痛则胸膈胀满者，肝木之性，善胀郁，而不得疏泄，故胀而满也。痛时作酸者，肝火郁于胃，亦以不得疏泄也。两胁与小腹，皆肝部之分，故痛则必连小腹，两胁痛时，作胀作呕作酸，皆肝气郁而不舒之故，治法惟以疏肝和胃为主。诊得脉息左手沉弦而小，所以知其肝气之郁而不舒，右手沉滑有力，所以知其肝木郁于脾土之中也。

半夏　广皮　白芍　甘草　香附　山栀　青皮　柴胡　木通　瓜蒌

又丸方，服疏肝和胃之药，气道宣通，左手寸关，已觉浮大，此药之对病也。治法惟以疏肝和胃为主，《内经》所谓木郁则达之，则胃脘之病自止矣。煎剂多服，恐伤胃气，当以丸药进之。

前方加黄柏、夏枯草，木通煎汤法丸。（《沈氏医案》）

● 【评议】　本案患者病起于思虑抑郁，胃脘作痛春令又发，知其肝木郁于脾土之中也，治法惟以疏肝和胃为主，肝气宣通，木郁达之，胃痛自止。案中对证候病机的分析，句句在理，明白易懂，是不可多得的佳案。

湿热痰饮纠结胃痛反复发作案

海盐朱龙为，于五十六年十月，疟疾四五发即止。此时精神未复，仍劳碌倍常，并忍气不发。五十七年春，夜膳后，胃中觉饱胀，一更时候，饮食吐尽方卧。自此以后，或五日或十日一吐，夜膳少进，甚至绝闷，不敢夜膳，是时服资生丸。五十八年春，清晨服大八味，下午服香燥药。医家云：肝气欠和，胃中甚寒，将来恐有疝气，故服之。至初夏胃中痛渐甚，每日申西之分，饱胀疝气，兼有盘肠气痛，至戌时分，必将夜膳吐尽，至五更时倦睡方宁，秋间二日一发，三日一发，夜膳不用，至冬亦然。五十九年，疝气盘肠气痛稍痊，至夏全愈，至于胃脘痛呕吐，或半月一发，或一月一发。六十年，呕吐胃痛，一岁必遇四五次。六十一年，元气亦然，二年分全愈。是岁十一月，感冒风寒，饮食不进，腰背俱痛，此时便不服大八味。十二月二十日，忽起黄疸，遍身发痒，小便短赤，屡服药，至三年分八月全愈。但黄疸时呕吐不发，黄疸愈，此症又发。目下减餐茹素，日中啜粥方好，若遇膏粱厚味，则胃痛呕吐，背痛腰酸，盗汗发痒，种种不适。并易动气，口苦必吐尽方安。又若稍受风，或用心身，便寒热，精神更疲倦矣。

案龙为兄受病，得之外伤暑邪，内伤食物，停滞胃中，煅炼津液成痰。至冬令为外邪所触而发疟，四五发即止者，冬令潜藏故也。至来春，其余邪留滞，加之郁怒伤肝，交春令发陈之月，肝木用事，木性善胀，食后胃中胀满，不得下达，肝火上冲而呕吐，其时即应疏达肝火，兼扶脾胃，则吐可愈。乃服资生九，内中参术山药莲肉扁豆芡实等药，皆闭气凝滞之品，其肝气不得下达，而至病之不愈也。又服八味丸香燥等药，肝火愈炽。大凡疝症，系内有肝火，外受寒凉，抑遏而成，反用八味助火，甚悖谬。内有地黄，乃凝滞之药，故胃中壅塞不通而痛，阳明旺于申金，故胀满而痛更甚。肝气上逆冲胃，胃中之食物吐尽，交五更阳气，肺金主事，金旺则木平，故能安睡。此皆肝气郁于胃中，不得通泰而致病也。交春令木旺生发之时，肝气得以疏泄，至夏令木性垂枝布叶，尽发于外，所以疝气全愈。然其余波尚未尽除，故有时胃痛呕吐。是岁十一月，正一阳初动之时，胃中所伏之火，外为风寒所触，饮食不进，其火流注腰背，不能外达而作痛。冬至遏郁不舒，郁蒸而为黄疸，胃主肌肉，湿热熏蒸则发痒，小便短赤。黄疸时其湿热得发于外，故胃痛呕吐不发，黄疸愈，则湿热之邪，复留于内，所以胃痛呕吐复作。若遇膏粱厚味，壅滞胃中，则蒸而为汗，发于肌表，而作瘙痒。种种诸端，皆属胃湿热痰饮纠结不清，肝火郁而为病，所以脉息左手沉弦，右手滑大有力。治法先讲薄滋味，戒恼怒，避风寒，并服豁痰清肝理气之药，自然却去病蒂矣。

煎方：半夏　广皮　山栀　香附　川连　厚朴青皮　葛根　木通　柴胡

丸方：半夏　广皮　山栀　香附　川连　莱菔子连翘　厚朴　青皮　枳壳　夏枯草

煎汤法丸。(《沈氏医案》)

● 【评议】　本案患者胃痛反复发作，兼症较多，病情杂乱，沈氏认为"种种诸端，皆属胃湿热痰饮纠结不清，肝火郁而为病"，确是抓住了病理症结之所在。治疗当服豁痰清肝理气之药，煎汤丸药兼施，并注重起居养生。治养结合，渐祛病根。

越鞠调气汤治胃脘刺痛症势危急案

越鞠调气汤，此予治一邻妇胃脘刺痛直声喊叫症势危急之方也。此汤服头煎而痛减，尽剂而全愈。

越鞠调气汤方：

柴胡二钱，醋炒 白芍二钱，酒炒 抚芎一钱五分 枳壳二钱，麸炒 厚朴二钱，姜炒 乌药二钱 青皮二钱 香附二钱，醋制 紫苏一钱五分 木香一钱五分 甘草一钱

引加生姜一大片，煎服。(《鲁峰医案》)

●【评议】 胃脘刺痛，直声喊叫，症势危急，实为肝气横逆攻冲胃脘，不通则痛。所谓越鞠调气汤，即柴胡疏肝散加乌药、厚朴、紫苏和木香，功能疏肝理气止痛耳。组方十分合理，不失是治疗肝郁气滞、木犯中土胃痛之经验妙方，值得采用。

食积胃间结痛欲死案

导滞解痛汤，此予在沈阳治驿站监督和公胃痛之方也。和公年逾六旬，素日口馋贪食，而食过多则胃间结痛，以致面色青黑痛至欲死，饮食不下，脉闭肢凉。予与江医士商酌，立此汤，服一剂而痛减，至三剂而愈。

导滞解痛汤方：

丁香五分　干姜一钱五分　木香一钱二分　青皮一钱五分　肉豆蔻一钱五分，煨熟　枳实二钱，麸炒　厚朴二钱，姜炒　神曲三钱，炒　香附二钱，醋制　苍术一钱五分，泔浸　当归二钱，酒洗

引加生姜一大片，煎服。（《鲁峰医案》）

❀【评议】《黄帝内经》云："饮食自倍，肠胃乃伤。"患者口馋贪食，食积胃肠，又寒湿留滞，故见胃间结痛，面色青黑欲死。鲁氏拟导滞解痛汤，三剂而愈。方中既温散寒湿，又消积导滞，药证对应，故获速效。值得注意的是，症见"脉闭肢冷"实乃气郁不宣，阳气不能布达所致，当属实证，与阳虚厥逆大相径庭，须予鉴别。

❀ 肝阳犯胃脘痛呕吐案 ❀

张（三六）　肝阳犯胃，厥心痛，呕吐妨食，肢冷脉弦。

川楝子　制半夏　制香附　炒延胡　郁金　茯苓生白芍　炒橘红

又　昨进苦辛方，呕吐已止，诸痛皆减，肝阳虽平，而耳鸣，咽干频渴，恶心脘痹。想六气都从火化，所以头面清空诸窍，皆为肝火蒙闭。再拟清散，亦为《内经》之其上可引，勿越之之义也。

青菊叶三钱　鲜生地一两　郁金一钱　栝蒌皮一钱五分
霜桑叶一钱　黑山栀一钱五分　羚羊角一钱　连翘一钱五分
(《也是山人医案》)

❀【评议】 本案初诊脘痛呕吐，肢冷脉弦，为肝阳犯胃，处方疏肝理气止痛，辛开苦降止呕。复诊时，头面清空诸窍为肝火所蒙闭，故取清散之品，泄肝火，清头目。

❀ 肝阳疏泄太过胃气失和案 ❀

安徽陈竹亭，患胸腹作痛，心烦遗精。余诊其脉细弦。此胃气虚寒而肝阳疏泄太过也。治必温胃清肝，方用别直参一钱，荜澄茄一钱，淡吴萸三分，广陈皮一钱，制半夏钱半，全瓜蒌三钱，橘红一钱，杏仁三钱，炙紫菀一钱，冬瓜子四钱，一剂痛止。再剂咳平遂愈。(《孟河费绳甫先生医案》)

上海姚妪，胸腹作痛，饮食减少，数年图治无功。余诊其脉沉弦。此肝阳刑胃，胃气失降。酸苦泄肝，甘凉养胃，必能获效。遂用白芍钱半，牡蛎四钱，川楝肉钱半，木瓜钱半，酒炒黄连二分，吴茱萸一分，北沙参四钱，瓜蒌皮三钱，川石斛三钱，陈皮一钱。连进三十剂而全愈。 (《孟河费绳甫先生医案》)

❀【评议】 上两案均为肝阳疏泄太过，克犯脾胃，胃气失和。然前案偏于胃气虚寒，故药用别直参、荜澄茄、淡茱萸、陈皮等温胃散寒；后案兼有胃阴不足，故配伍白芍、沙参、石斛甘凉养胃。

胸脘作痛胁肋气觉流窜案

镇江王登瀛，患胸脘偏左作痛，脘右弹之有声，胁肋气觉流窜，从二便不利而起。余诊其脉，左沉弦，右滑。肝气挟湿痰阻胃，气失下降。方用肉桂二分，吴茱萸二分，橘红一钱，半夏钱半，厚朴一钱，茯苓二钱，杏仁三钱，冬瓜子四钱，川楝钱半，山栀钱半，当归二钱，薤白钱半，瓜蒌三钱，椒目二十粒。进两剂，溲利便通，脘痛大减。接服八剂，其病若失。(《孟河费绳甫先生医案》)

【评议】 本案胸脘左右不适，胁肋气觉流窜，病起二便不利而发。费氏认为病机是肝气夹痰阻胃，胃失和降，处方则以温化痰湿，疏肝和胃，药证恰合，其病若失。

湿困中阳纳化失职案

赵　禀性阴寒，每患心痛。现因湿困中阳，纳化失职，故不欲食，食则胃脘痞胀，腹亦微痛。拟以辛热通阳法。

紫安桂一钱　制香附钱半　益智仁钱半　广郁金钱半
酒白芍二钱　高良姜一钱　藿香梗钱半　炙甘草八分　炒枳
实一钱　制川朴一钱（《阮氏医案》）

● 【评议】　本案患者体质阴寒，阳气不足，今湿
困中阳，纳食不振，脘腹痞痛，雪上加霜。阮氏取肉
桂、香附、益智仁、良姜辛热通阳散寒，郁金、枳
实、川朴化湿理气运脾，合芍药甘草汤缓急和胃止
痛。是案药物剂量轻可，这是阮氏处方用药的特色之
一。清代医家王孟英尝谓："用药有极轻清极平淡者，
取效更捷，苟能误其理，则药味分量或可权衡轻重。"
阮氏深受王氏观点的影响。

附 论 文

❀ 慢性胃炎疗法集粹 ❀

慢性胃炎，从临床表现看，与中医学"胃脘痛"有诸多相似之处。本病分为慢性浅表性胃炎和慢性萎缩性胃炎两大类，两者的症状和体征虽有区别，但又密切相关，在同一病例中，两种病变可同时存在。

中医治疗慢性胃炎的基本原则是扶正祛邪，根据患者阴阳、气血、寒热、虚实之不同而采取相应的治法。近年来，借助现代科学技术，中医辨证与西医辨病、宏观与微观的有机结合，使处方用药更具针对性，疗效明显提高。特别是对慢性萎缩性胃炎的癌前病变，中医药发挥了较大作用，显示出优越性和广阔的发展前景。

一、辨证论治述要

慢性胃炎病机复杂，常为虚实夹杂、寒热互结、痰气相凝，根深蒂固，病程长、易反复。一般临床上可分为以下 7 种类型：

1. 寒邪犯胃型

证见胃脘冷痛暴作，呕吐清水痰涎，畏寒喜暖，口不渴，舌质淡黯，苔白，脉弦紧。治宜温胃散寒。方用良附丸合厚朴温中汤加减。常用药物高良姜、香附、陈皮、茯苓、厚朴、草豆蔻、干姜、生姜之类。

2. 湿热中阻型

证见胃脘胀满，疼痛拒按，嗳气反酸，嘈杂，心烦，口黏而苦，大便不爽，舌苔黄腻，脉濡滑。治宜清热化湿。方用半夏泻心汤或葛根芩连汤加减。常用药物蒲公英、白花蛇舌草、姜半夏、制苍术、木香、葛根、黄连、黄芩、茯苓、干姜、川朴、白蔻仁之类。

3. 胃脘食滞型

证见胃脘胀痛，嗳腐吞酸，或呕吐不消化食物，吐后痛缓，舌质淡红，苔厚腻，脉滑或实。治宜消食和胃。方用保和丸加减。常用药物焦山楂、神曲、连翘、半夏、茯苓、陈皮、莱菔子、木香、砂仁、枳壳、白术之类。

4. 肝胃气滞型

证见胃脘痞满胀痛，或攻窜背胁，嗳气频作，舌质淡红，苔薄白，脉弦。治宜疏肝和胃。方用柴胡疏肝散加减。常用药物柴胡、枳实、苏梗、制香附、玫瑰花、青皮、陈皮、甘草之类。

5. 瘀阻胃络型

证见胃痛较剧，痛如针刺或刀割，痛有定处，拒按，或大便色黑，舌紫黯，苔薄，脉细涩。治宜活血通络。方用膈下逐瘀汤加减。常用药物当归、牡丹皮、延胡、川芎、五灵脂、桃仁、红花、枳壳、赤芍药、莪术之类。

6. 胃阴亏虚型

证见胃痛隐作，灼热不适，嘈杂似饥，食少口干，大便干燥，舌质红少津，苔少，脉细数。治宜养阴和胃。方用益胃汤加减。常用药物北沙参、麦门冬、知母、石斛、当归、枸杞子、绿萼梅、炒白芍、制玉竹、川楝子、炙甘草之类。

7. 脾胃虚寒型

证见胃脘隐痛，喜温喜按，遇寒加重，手足不温，大便溏薄，舌淡，苔白，脉沉弱。治宜温中健脾，散寒补虚。方用良附丸合理中汤加减。常用药物党参、炒白术、干姜、制香附、荜澄茄、高良姜、炒延胡、茯苓、甘松、陈皮、炙甘草、白蔻仁之类。

二、古方验方选介

1. 血府逐瘀汤

【组方】桃仁12克，红花9克，当归9克，生地9克，牛膝9克，川芎4.5克，桔梗4.5克，赤芍6克，枳壳6克，柴胡3克，甘草3克。

每日 1 剂。清水煎，分 2 次口服。4 周为 1 疗程。

【功用】化瘀通络。适用于胆汁反流性胃炎。

【疗效】48 例中，治愈 26 例，显效 12 例，好转 6 例，无效 4 例，总有效率为 91.7%。

【出处】门江平. 浙江中医杂志，2006，41（4）：195

2. 升阳益胃汤

【组方】黄芪 20 克，党参 20 克，茯苓 20 克，白芍 20 克，陈皮 10 克，柴胡 10 克，白术 10 克，半夏 10 克，羌活 10 克，独活 10 克，防风 10 克，生姜 10 克，炙甘草 10 克，泽泻 10 克，黄连 6 克，大枣 5 枚。水煎服，每天 1 剂。

【功用】补脾益胃，和胃化湿。适用于慢性胃炎。

【加减】胃脘痛甚加延胡索 12 克；嘈杂烧心加乌贼骨 20 克，浙贝母 15 克；脘胀加枳壳 15 克；食滞纳呆加山楂、神曲各 20 克；痛如针刺、舌下脉络瘀黯加丹参 15 克，莪术 10 克。

【疗效】83 例中，慢性浅表性胃炎治愈 40 例、慢性萎缩性胃炎治愈 7 例，占 56.6%；慢性浅表性胃炎好转 25 例、慢性萎缩性胃炎好转 8 例，占 39.8%；慢性浅表性胃炎无效 1 例，慢性萎缩性胃炎无效 2 例，占 3.6%。总有效率达 96.4%。

【出处】何忠福. 陕西中医，2009，30（1）：33

3. 加味左金丸

【组方】吴茱萸 3 克，黄连 15 克，炒白术 15 克，瓦楞子 15 克，牡蛎 15 克，蒲公英 8 克。

　　每日 1 剂，水煎 2 次，上午、下午分服。20 天为 1 个疗程。

　　【功用】温中健脾，泻热止痛。适用于慢性胃炎。

　　【加减】气滞腹胀满者，加香附 10 克，川厚朴 6 克，佛手 9 克；恶心呕吐者，去蒲公英，加姜半夏 10 克，竹茹 15 克，旋覆花 10 克，代赭石 30 克；疼痛明显者，加延胡索 10 克，川楝子 10 克；苔厚腻者，加藿香 10 克，佩兰 10 克，苍术 15 克；舌光无苔者，加北沙参 15 克，麦冬 12 克，玉竹 15 克，石斛 10 克；肝胃不和，嗳气频作者，加玫瑰花 10 克，绿梅花 10 克；便秘者，加麻仁 10 克，瓜蒌仁 10 克；胃酸缺乏者，加乌梅 10 克，五味子 10 克，去瓦楞子、牡蛎；饥饿痛者，加黄芪 30 克，党参 20 克，大枣 6 枚，生姜 3 片，饴糖 30 克；胃纳差者，加麦芽 10 克，鸡内金 15 克；胃黏膜糜烂有出血点者，加白及粉 10 克，炮姜 10 克，阿胶 15 克；肠上皮化生不典型增生者，加三七等。

　　【疗效】2 个疗程后，从临床症状上看，130 例中近期临床治愈 83 例，占 63.8%；好转 36 例，占 27.7%；无效 11 例，占 8.5%。其中做胃镜复查者共 80 例，获近期临床治愈 7 例，显效 25 例，有效 41 例，无效 7 例。

　　【出处】朱益超．安徽中医临床杂志，2003，15（3）：196

4. 黄芪建中汤化裁

【组方】枳实 10 克，柴胡 10 克，延胡 10 克，桂枝 10 克，炙甘草 10 克，炙黄芪 30 克，饴糖 30 克，玉竹 30 克，木香 5 克，生姜 6 克，大枣 6 枚，白芍 20 克。

水煎服，日 1 剂，分早晚口服，6 周为 1 疗程。

【功用】温中补虚，健脾养胃，解郁止痛。适用于慢性胃炎。

【加减】反酸重者加乌贼骨、煅瓦楞子；便溏者加白术、苍术、山药；便干者加肉苁蓉、麻子仁；疼痛加重时加川楝子、乌药；腹胀痞满较甚时加炒莱服子、半夏、干姜、黄连；恶心，泛吐清水较重者加竹茹、半夏、干姜；伴前额阳明经头痛时加白芷等。

【疗效】960 例中，近期临床治愈 490 例（占 51%），显效 340 例（占 35.4%），有效 80 例（占 8.4%），无效 50 例（占 5.2%）。总有效率为 94.8%。

【出处】何安民，等. 陕西中医，2008，29（1）：61

5. 半夏泻心汤加减

【组方】半夏、黄芩、黄连、人参、大枣、甘草。

每日 1 剂，水煎服，每次 150 毫升，每日 2 次。

【功用】和胃降逆，开痞散结。适用于慢性胃炎。

【加减】反酸者加吴茱萸、乌贼骨；纳呆便溏，舌淡有齿印者加山药、薏苡仁、茯苓；口渴多饮，舌苔黄腻者去干姜，加绵茵陈、白豆蔻、山栀；胃脘痛甚者加川楝子、延胡索、紫苏梗；少腹胀满者加小茴香、乌药；

舌红无苔，饥不欲食者去干姜，太子参替代人参，加石斛、麦冬、沙参。

【疗效】共治疗 100 例，近期临床治愈 38 例，显效 42 例，有效 12 例，无效 8 例。总有效率为 92%。

【出处】郭春生．国医论坛，2006，21（5）：7

6. 胃顺汤

【组方】广木香 9 克，香附 9 克，乌药 6 克，枳壳 9 克，川朴 9 克，陈皮 6 克，藿香 9 克，泽泻 9 克。

每日 1 剂，水煎服，1 个月为 1 个疗程。

【功用】理气止痛，温中燥湿。适用于慢性胃炎。

【加减】若属脾胃虚寒型，证见胃痛隐隐，喜温喜按，泛吐清水，纳差神疲，便溏，脉虚弱者可加四君子汤；若情志郁结、肝气犯胃引起胁肋脘腹疼痛者可加柴胡、白芍、八月札、佛手片等；因暴饮暴食、饮食不节引起的胃脘胀满疼痛，吐食，嗳气有馊味，大便不爽,，苔厚腻，脉滑证属饮食停滞型者可加焦山楂、神曲、莱菔子等消食化积药；脘腹胀满、大便秘结者可加小承气汤；若因饮食生冷而引起脘腹冷痛者可加干姜、吴茱萸等；肝胃郁热引起胃脘灼痛、反酸嘈杂、口苦咽干、舌红苔黄、脉弦数者去乌药加丹皮、山栀、黄芩、绿梅花等；若胃阴亏虚证见胃痛隐隐，口燥咽干，大便秘结，舌红少津，脉细数者去乌药、泽泻，加一贯煎或玉竹、石斛等生津养阴药；久痛入络、瘀血停滞引起的胃脘痛，痛处固定不移或痛如针刺，舌质紫黯，脉涩者加失笑散、丹参饮、桃仁、延胡，甚则三棱、莪术等活血化瘀药。

【疗效】共治疗140例，其中慢性浅表性胃炎112例，结果显效64例，有效40例，无效8例，总有效率93%；慢性萎缩性胃炎28例，显效10例，有效16例，无效2例，总有效率93%。

【出处】胡明卫．现代中西医结合杂志，2008，17（10）：1521

7. 香苏理胃汤

【组方】香附12克，茯苓12克，法半夏12克，紫苏10克，苍术10克，厚朴10克，木香10克，枳壳10克，陈皮9克，延胡15克，甘草8克。

水煎服，日1剂，每剂两煎，每煎180毫升，早晚分服。半个月为1疗程，连服3个疗程。

【功用】健脾和胃，理气止痛。适用于慢性胃炎。

【加减】舌红苔黄，口苦咽干者加麦冬10克，黄芩9克；便秘加大黄9克；纳呆加山楂12克；吞酸嗳腐加乌贼骨10克，瓦楞子12克；气虚乏力加党参15克，白术12克。

【疗效】共治疗94例，结果治愈65例，好转22例，无效7例。总有效率为92.5%。

【出处】杨迪轶．浙江中医杂志，2008，43（4）：205

8. 麦门冬汤加味

【组方】人参、麦门冬、半夏、公英、红藤、生甘草、粳米、大枣。

每天 1 剂，水煎服，每日 3 次。

【功用】益气养阴，生津润燥，缓急止痛。适用于胃阴亏虚型慢性胃炎。

【加减】胃阴虚甚者加沙参、玉竹、石斛；夹湿浊者加茯苓、苍术、菖蒲；兼腹胀加枳壳、槟榔、厚朴；兼食积加鸡内金、丹参；食积化热加黄连、黄芩、大黄；胃痛久者加丹参、延胡。

【疗效】共治疗 156 例，结果临床治愈 83 例，占 53.2%；显效 35 例，占 22.4%；有效 24 例，占 15.4%；无效 14 例，占 9%。

【出处】赵琦. 中国现代药物应用，2008，2 (11)：63

9. 疏肝健胃汤

【组方】柴胡 10 克，枳实 15 克，白芍 15 克，陈皮 10 克，半夏 10 克，党参 15 克，白术 20 克，茯苓 10 克，延胡索 10 克，川楝子 10 克，香橼 10 克，佛手 10 克，苏梗 15 克，蒲公英 30 克，炙甘草 6 克。

水煎取汁 500 毫升，分早晚 2 次分服，每天 1 剂，4 周为 1 个疗程。

【功用】疏肝健脾，和胃止痛。适用于慢性胃炎。

【加减】反酸、胃黏膜糜烂充血加乌贼骨 15 克、浙贝母 10 克柔肝制酸；胃脘嘈杂、口苦，胃镜检查胆汁反流者加吴茱萸 3 克、黄连 6 克清肝泄热；胃脘疼痛，喜温喜按者加制香附 10 克、炮干姜 10 克散寒

止痛；食欲不振，舌苔厚腻加焦山楂 10 克、焦神曲
10 克、焦麦芽 10 克、鸡内金 10 克醒脾开胃，消食化
积；疼痛明显加九香虫 10 克、刺猬皮 15 克行气活
血，解痉止痛；舌底络脉瘀阻，舌质发青加丹参 30
克、檀香 6 克、砂仁 6 克活血化瘀；萎缩性胃炎有肠
上皮化生或不典型增生，加半枝莲 30 克、白花蛇舌
草 30 克以防癌抗癌。

【疗效】共治疗 120 例，结果治愈 36 例，好转 78
例。总有效率占 95%。

【出处】刘泽忠．甘肃中医，2009，22（1）：36

10. 清胃消幽汤

【组方】柴胡 9 克，黄芩 9 克，黄连 5 克，良姜 8
克，吴茱萸 8 克，陈皮 6 克，甘草 6 克，栀子 10 克，
三棱 10 克，公英 30 克，黄芪 30 克，延胡 12 克。

每日 1 剂，水煎服，早晚分 2 次口服。

【功用】清热解毒，温中益气，活血止痛。适用
于慢性胃炎。

【疗效】共治疗 113 例，结果治愈 89 例，显效 18
例，有效 4 例，无效 2 例。总有效率 98.2%。

【出处】杨国成．陕西中医，2008，29（1）：32

11. 脾胃升降汤

【组方】党参 15 克，茯苓 15 克，白术 10 克，黄
芪 15 克，枳壳 10 克，麦门冬 12 克，沉香 10 克，桔
梗 6 克，白及 12 克，莪术 10 克，蒲公英 15 克，炒麦

芽 15 克，炒稻芽 15 克。

每天 1 剂，水煎分早晚 2 次服用。

【功用】升清降浊，健脾和胃。适用于老年慢性胃炎。

【加减】肝郁气滞者加绿萼梅 10 克，佛手 10 克；痰湿中阻者加砂仁 6 克，薏苡仁 15 克；饮食停滞者加槟榔 10 克，神曲 10 克；胃阴不足者加石斛 12 克，百合 12 克。

【疗效】共治疗 40 例，结果治愈 26 例，占 65%；好转 11 例，占 27.5%，无效 3 例，占 7.5%。总有效率 92.5%。

【出处】张军．中国实用医药，2008，3（5）：87

12. 小陷胸汤加味

【组方】全瓜蒌、黄连粉、半夏、煅瓦楞子、陈皮、茯苓、白豆蔻、枳壳、石榴皮、甘草。

每日 1 剂，装入砂锅，清水浸泡 60 分钟，煎煮 2 次，每次 30 分钟。共取汁 300 毫升，分早晚 2 次口服，30 天为 1 个疗程。

【功用】清化痰热，理气宽中，化湿和胃。适用于慢性胃炎。

【加减】热盛便秘者，加大黄；湿盛胀甚者，加厚朴、苍术；反酸重者，加吴茱萸；兼气滞者，加柴胡；兼气虚者，加白术。

【疗效】共治疗 68 例，结果痊愈 35 例，好转 22

例，无效 11 例。

【出处】周玉来，等. 中医研究，2007，20（3）：47

13. 进食散

【组方】清半夏 18 克，肉豆蔻（面裹煨）15 克，草果 10 克，高良姜 10 克，炒麦芽 15 克，炮附子 9 克，丁香 3 克，厚朴 10 克，陈皮 10 克，人参 10 克，青皮 10 克，炙甘草 6 克，生姜 5 片，枣子 4 枚。

每日 1 剂，水煎 2 次，煎取 400~500 毫升，早晚分服。2 周为 1 疗程。

【功用】温中健脾，疏肝理脾，和胃降逆。适用于慢性胃炎。

【加减】血瘀者加当归、延胡索、制乳香、制没药；胃热者去高良姜、炮附子，加黄连、蒲公英；胃阴不足者去附子、良姜，加沙参、麦冬、石斛、白芍；脾虚便溏者加山药、炒白术、诃子、炒扁豆；气滞血瘀者加丹参、檀香、砂仁。

【疗效】共治疗 196 例，结果治愈 132 例，显效 32 例，好转 23 例，无效 9 例。总有效率为 95.4%。

【出处】杨永海. 内蒙古中医药，2008（6）：14

14. 健脾消萎汤

【组方】黄芪 30 克，炒白术 20 克，红花 10 克，陈皮 12 克，丹参 15 克，白芍 15 克，川芎 6 克，甘草 6 克，砂仁 6 克。

每日 1 剂，水煎成 400 毫升，早晚 2 次分服。3

个月为1疗程。

【功用】健脾益气活血。适用于慢性萎缩性胃炎。

【加减】胃脘痛明显加延胡索、木香；纳呆加山楂、炮鸡内金；腹胀明显加枳壳、木香；反酸加瓦楞子、乌贼骨；呕吐加旋覆花、代赭石。

【疗效】共治疗60例，结果治愈8例，显效28例，有效17例，无效7例。总有效率为88.3%。

【出处】张建强，等．浙江中医杂志，2011，46（5）：338

15. 大黄黄连泻心汤

【组方】大黄15克，黄连8克。

加入500毫升沸水保温浸渍15分钟，过滤去滓，每日1剂，4周为1个疗程。每日1剂，水煎2次，煎取400~500毫升，早晚分服。2周为1疗程。

【功用】清热泻痞。适用于幽门螺杆菌阳性慢性胃炎。

【疗效】共治疗50例，结果治愈22例，显效21例，有效4例，无效3例。总有效率为94%。

【出处】阳华．中国当代医药，2013，20（7）：101-102

三、外治方药举隅

1. 五香散合黄芪建中汤

【组方】五香散：丁香、肉桂、沉香、木香、乌药。

分别去杂质，洗净，凉干，粉碎成末，按比例配制成散剂，贮于密封容器中，用时取出。穴位敷贴，取五香散 5 克，用纱布包裹，固定于中脘穴或脐部，每日换 1 次。

内服黄芪建中汤：黄芪 10 克，桂枝 10 克，芍药 10 克，甘草 5 克，大枣 6 克，生姜 5 克。

每日 1 剂，水煎服。

【功用】散寒气，调诸气，和胃气。适用于慢性胃炎。

【加减】泛吐清水痰涎，加半夏、干姜、陈皮等；反酸加吴茱萸、黄连、煅瓦楞等；形寒肢冷加附子、鹿角霜等；便溏明显加山药、补骨脂等；消化不良加神曲、鸡内金等；有瘀滞加丹参、乳香等。

【疗效】共治疗 35 例，结果治愈 13 例（37.1%），显效 12 例（34.3%），好转 7 例（20.0%），无效 3 例（8.6%）。总有效率 91.4%。

【出处】吴锦安．辽宁中医药大学学报，2006，8（5）：73

2. 胃元膏贴敷加广谱治疗仪照射

【组方】胃元膏：肉桂、川椒、高良姜、木香、红花、香附等。

让病人平卧位，将 15 厘米×15 厘米大小的两块纱布浸满胃元膏（以不滴液为宜）放置于患者左上腹，再将广谱治疗仪放在距敷贴 20~30 厘米高的上方照射

30 分钟，每日 1 次，10 天为 1 疗程。

【功用】益气健脾，温中和胃，活血止痛。适用于慢性胃炎。

【疗效】共治疗 40 例，结果有效 36 例，无效 4 例。总有效率 90%。

【出处】陈兴莲. 新疆中医药，2006，24（3）：21

3. 胃肠穴位贴

【组方】苍术 15 克，厚朴 10 克，陈皮 10 克，甘草 5 克，升麻 3 克，柴胡 3 克，枳实 15 克，黄连 6 克，吴茱萸 1 克，红花 5 克，白芷 15 克。

将以上药物粉碎，过 40 目筛，制成药粉备用。临用以姜酊和液体石蜡各等量调成稠膏，放入膏药布，进行穴位贴敷。皮肤松弛的部位用纸胶布在膏药布四周固定。取穴：脾俞、胃俞、中脘、天枢、神阙。疼痛甚者加肝俞；胸脘痞闷甚者加内关、足三里；神疲乏力者加膏肓、关元。每日 1 次，每次选用 4~6 个穴位，可视皮肤耐受情况调整穴位，每次贴敷 3~5 小时，10 次为 1 个疗程。

【功用】升清阳、降浊阴，畅达中焦气机。适用于慢性胃炎。

【疗效】共治疗 98 例，结果治愈 31 例，好转 61 例，无效 6 例。总有效率 93.9%。

【出处】王根军. 中医临床研究，2011，3（11）：62-63

四、其他特色疗法选录

1. 中脘浮线疗法

【选穴】取中脘穴（前正中线上，脐上4寸）。

【操作】选取穴位后，在中脘上3寸用龙胆紫做一标记为进针点，常规消毒后对进针点作局麻，局麻后开始进行浮植羊肠线，选取长度为2厘米的肠线，穿入9号腰穿针内，沿局麻针孔进针，进针时与皮肤成90°，针尖穿破皮肤后针体贴紧皮肤，针尖方向对准中脘徐徐进针，当病者有明显的酸胀痛感时，一手固定推针芯，一手退针管，使肠线浮入穴内，不能露出皮外，出针后用干棉球压迫穴位1~2分钟，防止出血。1星期治疗1次，2次为1疗程。

【功用】疏通经气，缓解疼痛。适用于慢性胃炎。

【疗效】共治疗40例，临床治愈34例，显效5例，无效1例。总有效率97.5%。

【出处】詹庆业. 上海针灸杂志, 2007, 26 (5)：3

2. 火针疗法

【选穴】主穴分两组，膈俞、脾俞、上脘、建里、足三里与肝俞、胃俞、中脘、下脘、足三里。脾胃虚弱加章门；肝胃不和加期门；肾阴不足加三阴交；胸闷恶心呕吐加内关。主穴两组交替使用，配穴左右交替使用。

【操作】对穴位严格消毒，然后将细火针在酒精

灯上烧红至白亮，随即针尖迅速刺入穴内后立即出针
（约0.05秒），然后用消毒干棉球按压针孔。对久病
患者可适当留针，待热散尽后出针，按压针孔。四肢
腰腹部针刺2~5分，胸部针刺1~2分，不宜过深。

【功用】调理脾胃，调和肝胃。适用于慢性胃炎。

【疗效】共治疗65例，显效31例，有效28例，
无效6例。总有效率90.8%。

【出处】孙媛媛．上海针灸杂志，2003，22
（12）：28

3. 电针疗法

【选穴】中脘、足三里、内关、膻中、胃俞、梁
门。辨证配穴治疗，肝胃不和加取肝俞、关元、合
谷；脾胃气虚加取脾俞、气海、外关；脾胃虚寒加取
脾俞、肾俞、气海、关元。

【操作】患者取侧卧位，取穴：中脘、足三里、内
关、膻中、胃俞、梁门。辨证配穴治疗，肝胃不和加
取肝俞、关元、合谷；脾胃气虚加取脾俞、气海、外
关；脾胃虚寒加取脾俞、肾俞、气海、关元；留针20
分钟/次，采用KDW808电针治疗仪，刺激强度由弱到
强，以能耐受为度，4周为1个疗程，治疗期间停用治
疗慢性胃炎的药物及禁服对胃黏膜有损伤的药物。

【功用】健脾益气，升清降浊。适用于慢性胃炎。

【疗效】45例患者中，痊愈20例，显效17例，
有效6例，无效2例。总有效率为95%。

【出处】韩秋艳. 天津中医药，2003，20（2）：41

4. 华佗夹脊穴疗法

【选穴】针灸：胸 9~12、腰 1 华佗夹脊穴。拔罐：取脾俞、胃俞、大椎、肾俞、关元俞。点穴：取脾俞、胃俞、足三里。

【操作】①针灸：针刺取胸 9~12、腰 1 华佗夹脊穴，进针深度 40 毫米，以患者感到局部酸、麻、胀、沉重或针感放射至胃部、腹部为佳。虚寒型配足三里、脾俞（胃俞）、公孙、内关，用捻转提插补法，轻刺留针，针后腹部加艾盒灸，待盒内灸条燃烧完毕起针，约 25 分钟。每日或隔日 1 次，20 次为 1 疗程。虚热型配胃俞（脾俞）、足三里、内关、内庭，用捻转提插手法补中寓泻，重刺疾出，不用灸法。每日或隔日 1 次，20 次为 1 疗程。②拔罐：取脾俞、胃俞、大椎、肾俞、关元俞。用闪火法将适当大小的玻璃火罐拔于上述穴位上，留罐 10~15 分钟，隔日 1 次，与点穴疗法交替使用，10 次为 1 疗程。③点穴疗法：取脾俞、胃俞、足三里，每穴按揉 2~5 分钟，隔日 1 次，10 次为 1 疗程。

【功用】健脾益胃，调中助运。适用于慢性胃炎脾胃虚寒与脾胃虚热两型。

【疗效】102 例中临床治愈 31 例（30.4%），好转 62 例（60.8%）。总有效率为 91.2%。

【出处】何爽. 上海针灸杂志，2006，25（6）：15

5. 背俞穴拔罐疗法

【选穴】肝胃不和者取肝俞、胆俞、脾俞、胃俞、三焦俞、气海俞、大肠俞、关元俞；脾胃气虚者取肺俞、大杼、脾俞、胃俞、三焦俞、气海俞；脾胃虚寒者取脾俞、胃俞、三焦俞、肾俞、气海俞、关元俞；胃阴虚者取肺俞、大杼、脾俞、胃俞、三焦俞。也可随证配大椎、陶道穴。

【操作】患者取适当体位，每次选穴 2~4 对，最好使所取之穴在火罐的上下两端，如取肺俞、大杼穴，罐中心应放在风门穴上，使火罐边缘压住肺俞、大杼二穴。用内口直径约 4.7 厘米的 3 号玻璃火罐，采用酒精燃烧闪火法，30 分钟取罐。如取罐见有水疱，除肾俞、脾俞需自行吸收外，其他均可刺破，放尽渗出液，用 75% 酒精消毒后用无菌纱布盖上即可。每日 1 次，10 次为 1 疗程。1 疗程后休息 1 周，继续第 2 疗程治疗。

【功用】调和阴阳，疏通经络，扶正祛邪。适用于慢性胃炎。

【疗效】共治疗 500 例，治愈 276 例，好转 224 例。有效率 100%。

【出处】彭玉蓉. 中国针灸，1994，14（3）：31

五、中医药治疗的优势

中医药对慢性胃炎，尤其是慢性萎缩性胃炎疗效较好，优势明显，主要体现在以下几个方面：一是重视整体调节。中医学认为慢性胃炎的病变虽然在胃，但涉及肝、胆、脾、肾等诸多脏腑。因此，在治疗上从整体观念出发，不单纯局限于治胃，而是通过整体调理使全身的状况得到改善，如是则胃的局部病变也能得到有效控制或康复。如本病中医临床辨证属肝气犯胃者较为多见，治疗的重点是调肝，即采用疏肝、抑肝等治法达到和胃的目的；又如西医学所说的胆汁反流性胃炎，中医治疗侧重利胆降逆，使胃不受胆汁侵扰则胃炎自愈；二是中医对萎缩性胃炎的治疗效果较为理想，运用滋养胃阴等法，如一贯煎、沙参麦门冬汤等，屡获良效，特别是对于本病伴肠化生和异型增生的"胃癌的癌前状况"，众多的临床报道及病理检查证实，中医药的扶正固本、清热解毒和活血消瘀等法可使部分肠化生和异型增生减轻或消失，从而扭转了胃癌前病变难以逆转的观点，使胃癌的早期防治成为可能，如"胃复春"（由人参、香茶菜等组成）对此即有较好的疗效；三是中医学认为情志不遂对本病的发病和复发、加重都有很大影响，因此在治疗上十分注重心理调节，鼓励患者保持乐观畅快的心情，尽量避免急躁、发怒、多愁、多虑等不良情绪，这种"治胃先治心"的治疗方法与"生物—心理—社会"新的医学模式颇为相合，有利于提高临床疗效；四是中药副作用相对较少，可长期服用，这对需要较长时间治疗的慢性胃炎患者来说，尤为适宜。

六、小结与展望

中医药治疗慢性胃炎历史悠久，经验宏富，汉代张仲景《伤寒杂病论》中治疗"心下痞"的诸泻心汤，尤其是半夏泻心汤，现代用于治疗慢性胃炎多有报道。古方柴胡疏肝散、一贯煎、沙参麦门冬汤、金铃子散、越鞠丸、左金丸、六君子汤、补中益气汤、藿香正气散、良附丸等，在本病临床上亦颇为常用。中医对本病的治疗固然强调辨证论治，但也积累了不少单方验方和一些特色疗法，特别是随着西医学对本病病因和病理变化认识的不断提高，中医受其启发，在治疗上注重辨证与辨病、宏观与微观有机结合，除了进一步发挥整体调节的优势外，还针对病原（如幽门螺杆菌）和局部的病理变化进行处方用药，如此更加有的放矢，从而大大提高了临床疗效。尤为可喜的是，中医对慢性萎缩性胃炎癌前病变的防治，近年取得较大进展，中药配合西药抗生素在提高幽门螺杆菌的根除率并减少其毒副作用和耐药性等方面显示了中医药在本病治疗上的优越性。不少学者认为只要慢性萎缩性胃炎患者坚持中医或中西医结合治疗，其病理改变如急性活动性炎症、萎缩性退化、肠上皮化生和不典型增生可减轻或消退，即是说病理改变是可以逆转的，加之中药的副作用较少，宜于长期服用，不仅能减轻和控制症状，而且对于巩固疗效，防止复发也有着重要作用。相信今后定能取得更多更大的成果，前景是十分广阔的。（录自盛增秀等主编的《常见中医优势病种治法集粹》，人民卫生出版社 2009 年 12 月出版，本文做了调整和修改）

消化性溃疡疗法集粹

消化性溃疡是一种以上腹部疼痛为主要临床表现，常兼有嗳气、反酸、恶心、呕吐等症状的疾病，属常见病、多发病。因其溃疡部位主要在胃与十二指肠，故又称胃与十二指肠溃疡，简称溃疡病。从本病的临床症状来看，其与中医学里以脘腹疼痛为主要症状，多伴有脘腹痞满、嗳腐吞酸、不思饮食等症状的胃脘痛颇为相似。

中医治疗本病源远流长，方药众多，如《伤寒杂病论》的半夏泻心汤、理中丸、黄土汤、四逆散、小建中汤等方，被后世广泛应用于治疗胃脘痛、便血、呕吐等病症。现代除辨证论治外，更涌现出治疗本病的不少单方验方和其他特色疗法，优势明显。

一、辨证论治述要

消化性溃疡的中医辨证应分清标本。一般来说新病多实证热证，久病多虚证寒证，更久则应有血瘀或虚实夹杂证。一般临床上可分为以下 4 种类型：

1. 肝郁气滞型

症见胃脘胀痛，或痛引胸胁、后背，发作每与情绪变化有关，嗳气吞酸，喜太息则稍舒，舌苔薄白，脉弦。治宜疏肝理气，和胃止痛。方用柴胡疏肝散加减。常用药物旋覆花、柴胡、枳实、藿梗、苏梗、香附、川楝子、炒延胡索、白芍、绿萼梅、陈皮、甘草之类。

2. 脾胃虚寒型

症见胃痛绵绵，空腹为甚，得食则缓，喜热喜按，泛吐清水，神倦乏力，手足不温，大便溏薄，舌质淡，苔薄白，脉濡或沉细无力。治宜温中养胃，健脾补虚。方用黄芪建中汤加减。常用药物炙黄芪、党参、白芍、炒白术、炙甘草、高良姜、九香虫、桂枝、陈皮、生姜、大枣之类。

3. 肝胃郁热型

症见胃脘急迫或痞满胀痛，有灼热感，食后尤著，伴嘈杂吐酸，心烦，口苦或黏，时有嗳气，舌质红，苔黄或腻，脉弦数。治宜清肝泻热，理气和胃。方用左金丸合化肝煎加减。常用药物焦山栀、白芍、旋覆花、川黄连、黄芩、姜半夏、丹皮、佛手、青皮、陈皮、吴茱萸之类。

4. 血瘀络损型

症见胃痛日久，反复发作，痛处固定，食后痛增，或有呕血、便血，面色萎黄，头目昏晕，或口唇紫黯，舌质紫黯，或有瘀点、瘀斑，脉弦或涩。治宜活血化瘀，疏络和气。方用失笑散合血府逐瘀汤加减。常用药物当归、干地黄、赤芍、牛膝、五灵脂、丹参、川芎、桃仁、红花、炒枳壳、柴胡、砂仁、生甘草之类。

二、古方验方选介

1. 黄芪健胃汤

【组方】黄芪 15 克，白芍 15 克，白术 10 克，茯苓 10 克，鸡子壳（炒）10 克，蒲公英 10 克，延胡索 10 克，甘草 6 克。

每日 1 剂，水煎分 2 次服。

【功用】健脾和胃，活血化瘀，生肌止痛。适用于消化性溃疡。

【加减】胃脘胀痛、嗳气频作属气滞者加柴胡 10 克，佛手 10 克；痛如刀割或针刺，痛有定处、拒按属瘀血者加三七 6 克，五灵脂 10 克；痞满胀痛，嘈杂吐酸，心烦口苦属郁热者加黄连 6 克，竹茹 10 克；胃痛隐作，食少口干，大便干燥，舌红少津属阴虚者加石斛 10 克，沙参 15 克；胃痛绵绵，喜热喜按，神疲乏力属虚寒者加吴茱萸 5 克，良姜 6 克，桂枝 6 克；出血者加云南白药 1 克，冲服。

【疗效】共治疗 120 例，结果治愈 98 例（81.67%），好转 19 例（15.83%），无效 3 例

（2.50%）。总有效率 97.50%。

【出处】莫滚. 浙江中医杂志，2006，41（4）：193

2. 清溃汤

【组方】黄芪 20 克，党参 18 克，蒲公英 24 克，柴胡 12 克，台乌药 12 克，延胡索 10 克，香附 10 克，丹参 10 克，浙贝 10 克，川楝子 15 克，沙参 15 克，三七末（冲服）3 克。

每日 1 剂，水煎分 2 次服。

【功用】补益脾胃，化湿清热，活血行气。适用于消化性溃疡。

【加减】吞酸严重者加瓦楞子、乌贼骨；恶心反胃者加半夏、生姜、代赭石；胃热盛者加黄芩、丹皮；胃阴虚者加麦冬、石斛；湿重者加云苓、泽泻；胃酸缺乏者加乌梅、山楂；胃脘痛、胀甚者加川朴花、佛手花。

【疗效】共治疗 70 例，结果治愈 36 例，有效 29 例，无效 5 例。总有效率 92.9%。幽门螺杆菌（HP）转阴者 41 例，转阴率 87.2%。共随访 61 例，随访率 93.8%；复发 4 例，复发率 6.6%。

【出处】吴正平. 陕西中医，2008，29（1）：3

3. 黄芪建中汤加味

【组方】黄芪 20 克，桂枝 9 克，白芍 15 克，炙甘草 6 克，饴糖（烊化）15 克，海螵蛸 30 克，黄精

10 克，贝母 10 克，牡蛎 20 克，黄连 5 克，大枣 5
枚，生姜 3 片。

每日 1 剂，水煎分早、中、晚 3 次温服。28 天为
1 疗程。

【功用】 益气通阳，敛酸生肌。适用于消化性
溃疡。

【加减】 吐酸者去饴糖，加吴茱萸 8 克，煅瓦楞
子 20 克，炒白术 18 克；腹胀痞满者加枳实 12 克，炒
白术 20 克，姜厚朴 12 克；纳呆者加砂仁 9 克，炒麦
芽 20 克。

【疗效】 共治疗 136 例，结果治愈 92 例，占
67.65%；有效 37 例，占 27.21%；无效 7 例，占
5.15%。总有效率为 94.85%。

【出处】 陈平. 国医论坛，2008，23（4）：8

4. 白及大黄黄土汤

【组方】 白及 100 克，伏龙肝（另包）120 克，
大黄 25 克，黑姜 10 克，柴胡 10 克，白芍（醋炒）
20 克，炙甘草 10 克，砂仁（后下）10 克，木香 10
克，红参 10 克，白术（炒）15 克，茯苓 10 克，白头
翁 10 克，马齿苋 30 克，煅瓦楞子（先煎）30 克。

每日 1 剂。先将伏龙肝加适量水浸 24 小时，将
部分澄清之水先熬大黄、白及、黑姜，先武火后文火
熬至如米汤样，取汁，再加清水熬制，两次混合共取
汁 150~200 毫升，分 3~5 次冷服；余药用伏龙肝浸

水，煎两次，取汁 250～300 毫升，分 2～3 次服下，连用 5~7 天。

【功用】收敛止血，健脾益气，制酸止痛，清热解毒。适用于老年消化性溃疡出血。

【加减】呕吐者加法半夏 10 克，陈皮 10 克；腹痛甚者加延胡索（醋炒）20 克，白屈菜 10 克；胃脘嘈杂加吴茱萸 5 克，黄连 10 克。

【疗效】共治疗 80 例，结果临床痊愈 61 例，占 76.25%；有效 17 例，占 21.25%；无效 2 例，占 2.50%。总有效率 97.50%。

【出处】张强. 中国中医急症，2008，17（3）：309

5. 加味四君子汤

【组方】党参、茯苓、白术、甘草、川楝子、瓦楞子、白及、延胡索、白芍、丹参等。

每日 1 剂，水煎服，每日 2 次。

【功用】健脾益气，活血止痛。适用于消化性溃疡。

【疗效】共治疗 72 例，结果治疗 7 周后，46 例（63.9%）溃疡愈合；治疗 8 周后 58 例（80.6%）溃疡愈合。64 例 HP 阳性患者中 50 例转阴，HP 清除率为 78.1%。58 例已愈合的消化性溃疡患者继续维持治疗，12 例没能完成疗程，余 46 例中 4 例（8.7%）溃疡复发。

【出处】周芳玲. 实用中医内科杂志，2004，18（3）：227

6. 丹参饮加味

【组方】丹参 30 克，檀香 6 克，砂仁 6 克，黄芩 10 克，蒲黄 8 克，五灵脂 10 克，大黄 6 克，木香 6 克，乌梅 6 克，黄连 9 克，甘草 6 克。

每日 1 剂，水煎 2 次，每次 200 毫升，早晚各 1 次。同时每日予法莫替丁 20 毫克/次，早餐后和临睡前各服用 1 次；达喜 1 克/次，餐后及临睡前服用。

【功用】活血祛瘀，行气止痛。适用于瘀血型消化性溃疡。

【疗效】共治疗 76 例，结果治愈 60 例，占 78.9%；有效 10 例，占 13.2%；无效 6 例，占 7.8%。总有效率 92.1%。

【出处】胡咏华. 长沙医学院学报，2008，6（1）：29

7. 建中汤

【组方】煅牡蛎（先煎）20 克，乌贼骨 12 克，炒麦芽 12 克，炮姜 9 克，吴茱萸 9 克，太子参 9 克，炒白术 9 克，茯苓 9 克，陈皮 9 克，延胡索 9 克，炙甘草 9 克，砂仁 6 克，木香 6 克。

每日 1 剂，水煎 2 次，早晚各服 200 毫升。15 天为 1 疗程，连服 2 疗程。

【功用】健脾益气，散寒和中，理气止痛。适用于消化性溃疡。

【疗效】共治疗100例，结果治愈51例，有效40例，无效9例。总有效率为91%。

【出处】刘飞. 内蒙古中医药，2007（2）：29

8. 乌芍汤加减

【组方】乌贼骨18~30克，白芍20~30克，黄芩5~10克，百合5~10克，枳实5~10克，牛膝5~10克，陈皮5~10克，三棱5~10克，莪术5~10克，炙甘草5~10克。

将上药用水浸泡20分钟，滤去表面浮泡、杂质，武火煎煮20分钟，再文火煎煮15~30分钟，头煎取100毫升，次煎取50毫升。两煎相混合，分早、中、晚于餐前30分钟温服。1日1剂。10日后改汤为散，将上方研末（计20剂量，烘干后用中药粉碎机将其研成药末），每服5~10克，白开水送服，早晚各1次。

【功用】理气和中，养阴清热，活血祛瘀。适用于消化性溃疡。

【加减】胃阴虚加生地、玄参、沙参、石斛；气虚加黄芪、扁豆；血虚加当归、阿胶、龙眼肉；肾虚加地黄、枸杞、山药；湿热加黄连、黄芩；痰饮加泽泻；瘀血加五灵脂、蒲黄、莪术、蒲公英；胃阳不足加制附片、苍术；肝郁气滞加柴胡、黄连、法半夏、砂仁；口干便秘加重白芍用量，入大黄3~6克；胃镜下见胃酸缺乏（胃阴虚火旺）加乌梅、五味子、麦芽、木瓜。

【疗效】共治疗 68 例，结果治愈 40 例（58.82%），好转 22 例（32.35%），未愈 6 例（5.82%）。总有效率91.18%。

【出处】黄代富. 浙江中医杂志，2008，43（1）：33

9. 疏肝平疡汤

【组方】柴胡 10 克，香橼 10 克，佛手 10 克，黄芪 15 克，太子参 10 克，白术 10 克，茯苓 10 克，海螵蛸 15 克，煅瓦楞 15 克，三七粉 3 克，蒲公英 15 克，甘草 6 克等。

每天 1 剂，水煎早晚温服，连服 4 周为 1 个疗程。在服用中药的同时加服西药奥美拉唑 20 毫克，每天 2 次；麦滋林-S 0.67 克，每天 3 次，饭前口服；头孢羟氨苄胶囊 2 粒，每天 3 次；甲硝唑 0.4 克，每天 3 次。

【功用】疏肝和胃，健脾益气，清热解毒，标本兼治。适用于消化性溃疡。

【加减】根据辨证分型随症加减，肝胃气滞型用基本方；脾胃湿热型加苍术、黄连；肝胃阴虚型加沙参、石斛；脾胃虚寒型加高良姜、制附片；胃肠上皮化生、不典型增生者加莪术、丹参；HP 阳性加大蒲公英的用量。

【疗效】共治疗 168 例，结果显效 96 例，占 57.14%；有效 62 例，占 36.90%；无效 10 例，占 5.95%。总有效率 94.05%。

【出处】李忠诚. 现代中医药，2007，27（1）：8

10. 清肝和胃汤

【组方】丹皮 10 克，栀子 12 克，白芍 9 克，青皮 9 克，陈皮 9 克，川贝母 12 克，泽泻 12 克，黄连 9 克，吴茱萸 9 克，党参 15 克。

每日 1 剂，水煎 2 次，取汁 400 毫升，分早晚 2 次，空腹服用。

【功用】清肝泻火，开郁降逆，益气止痛。适用于肝胃郁热型消化性溃疡。

【疗效】共治疗 30 例，结果临床痊愈 9 例，显效 15 例，有效 4 例，无效 2 例。总有效率 93.33%。

【出处】章红波. 湖北中医杂志，2008，30（3）：28

11. 枳实消痞丸加减

【组方】干姜 6 克，炙甘草 8 克，麦芽曲 10 克，茯苓 10 克，炒白术 10 克，制半夏 8 克，党参 10 克，厚朴 10 克，枳实 10 克，黄连 6 克。

水煎服。20 天为 1 疗程，超过 2 个疗程即终止治疗。

【功用】健脾行气，温中散结。适用于消化性溃疡。

【加减】寒邪客胃者，加苏叶 10 克，吴茱萸 4 克；肝气犯胃者，加柴胡 10 克，白芍 15 克，香附 10 克；肝胃郁热者，加丹皮 10 克，生栀子 15 克；瘀血停滞者，加丹参 15 克，桃仁 10 克，红花 8 克；胃阴亏虚者，加北沙参 15 克，麦冬 10 克；脾胃虚寒者，加熟黄芪 20 克。

【疗效】共治疗 86 例，结果治愈 54 例，占 62.8%；显效 17 例，占 19.8%；有效 10 例，占 11.6%；无效 5 例，占 5.8%。总有效率为 94.2%。

【出处】诸伯星. 中华中医药学刊，2007，25 (4)：807

12. 益胃消疡汤

【组方】党参 15 克，白术 12 克，白芍 12 克，怀山药 12 克，土茯苓 18 克，白及 15 克，蒲公英 15 克，乌贼骨 12 克，黄连 6 克，赤芍 12 克，郁金 12 克，甘草 6 克。

每日 1 剂，水煎，分早、晚两次内服。

【功用】健脾益气，清热和中。适用于消化性溃疡。

【加减】气虚明显者加黄芪 20 克；痛连两胁者加延胡索 12 克；胃脘灼热者加玄参 12 克，麦冬 12 克；纳呆、便溏者加神曲 10 克，木香 10 克。

【疗效】共治疗 60 例，结果痊愈 39 例，显效 14 例，有效 8 例，无效 3 例。总有效率 95.3%。

【出处】郜学锋. 湖南中医杂志，2006，22（5）：52

13. 愈疡散

【组方】黄连 350 克，海螵蛸 500 克，白及 500 克，木香 300 克，延胡索 400 克。

上述药物共研成粉末，过 120 目筛，瓶装密封备用。每次 15 克，每日 3 次，用开水调成糊状，于餐前 1 小时口服。

【功用】清热理气，收敛生新。适用于难治性消化性溃疡。

【疗效】共治疗 60 例，结果痊愈 43 例，显效 9 例，有效 5 例，无效 3 例。总有效率 95%。

【出处】朱建耀. 浙江中医杂志，2011，46（9）：644

三、外治方药举隅

溃疡膏

【组方】吴茱萸 30 克，高良姜 30 克，白胡椒 15 克，细辛 15 克，五倍子 30 克，砂仁 20 克，沉香 20 克。

置 60℃温度干燥，混匀后研细粉备用。取以上药粉 10 克，以食醋适量调成薄饼样为溃疡膏，贴于双侧涌泉穴，用胶布固定，治疗前最好用热水先洗脚，隔日换药 1 次。

【功用】温中散寒，行气止痛。适用于消化性溃疡。

【疗效】共治疗 78 例，结果治愈 55 例，好转 14 例，无效 9 例。总有效率为 88.5%。

【出处】于月华. 现代中西医结合杂志，1999，8（11）：1822

四、其他特色疗法选录

1. 毫针疗法

【选穴】中脘。

【操作】患者仰卧位，充分暴露腹部，腹部放松，呼吸自然，在脐上 4 寸，腹正中线上取穴。选用直径 0.30 毫米、长 80 毫米的毫针，常规消毒后用夹持进针法，垂直缓慢捻转进针，如针下阻力较大或患者较痛苦时不可强行进针，当患者自觉针感由胸向两胁肋、背部及下腹部放射时，即为得气，得气后缓慢捻转出针，出针至皮下 40 毫米时留针，每 10 分钟捻针 1 次，行平补平泻手法 1 分钟，每次留针 30 分钟，每日 1 次。每周治疗 6 次，休息 1 天。

【功用】通降胃气，升清降浊，理气健中。适用于消化性溃疡。

【疗效】共治疗 138 例，临床治愈 49 例，显效 52 例，有效 24 例，无效 13 例。总有效率 90.6%。

【出处】牛红月. 中国针灸，2007，27（2）：89

2. 不同穴位配伍针刺疗法

【选穴】脘俞组：中脘、胃俞（双侧）；孙关组：

公孙、内关（双侧）。

【操作】中脘选用 1.5 寸毫针进针 1.2~1.5 寸；胃俞、公孙、内关选用 1.0 寸毫针，进针 0.8~1.0 寸。得气后均施用捻转补法及小幅度震颤 1 分钟，10 分钟行针 1 次，留针 20 分钟。每天 1 次，5 天为 1 疗程。疗程间休息 2 天。共治疗 3 疗程。

【功用】行气和中，调理脾胃。适用于消化性溃疡。

【疗效】脘俞组 25 例，治愈 6 例，显效 13 例，无效 6 例，总有效率 76%；孙关组 25 例，治愈 7 例，显效 11 例，无效 7 例，总有效率 72%。

【出处】罗海鸥. 新中医，2003，35（5）：51

3. 针挑疗法

【选穴】以局部选穴为主，配合循经选穴，先取疼痛中心点，然后再取上、下、左、右点共五点，每点距离相等，上脘、中脘、建里、梁门、天枢，脾胃虚寒加脾俞、胃俞；肝胃不和加肝俞、期门；胃阴不足加胃俞、足三里；血瘀加膈俞、血海。

【操作】选消毒大号缝衣针（约 5 厘米长）。细针挑筋法：患者取仰卧位（挑背部腧穴时取俯卧位），针挑部位常规消毒和局麻。刺入挑点皮肤，横刺表皮，翘高针尖，提高针体作左右摇摆，把挑起的表皮拉断，再挑起一些稍具黏性的皮下纤维，一边挑摇，一边旋转针体，把纤维缠在针体上拉出。挑出针孔周围的纤维 40~50 条。挑毕，针挑口涂上碘酒，盖上无菌纱布。

【功用】健脾和胃，温中散寒，行气化瘀。适用于难治性和顽固性消化性溃疡。

【疗效】共治疗 32 例，治愈 25 例，有效 5 例，无效 2 例。临床症状改善总有效率为 93.7%，溃疡愈合或缩小总有效率为 90.0%。

【出处】宁晓军. 中国航天工业医药，2001，3 (4)：31

4. 推拿配合针灸疗法

【选穴】①本法主要推揉中脘、上脘、脾俞（双）、胃俞（双）、足三里（双）；②根据中医辨证取穴，辅取肝俞、太冲、内庭、太冲、三阴交、章门、太溪、建里等穴，配合针灸治疗。

【操作】①患者仰卧位，医者坐于患者右侧，先用轻快的一指禅推法、摩法、揉法或震颤法在胃脘部治疗，使热量渗透于胃脘和腹部，然后按揉中脘、上脘穴，同时配合按揉足三里，时间约 15 分钟；再使患者俯卧位，用一指禅推法或掌根揉法，从上背部始，沿脊柱两侧膀胱经路线，向下操作，直至腰部，自上向下，往返多遍；然后重点按揉脾俞、胃俞，背部操作 5~10 分钟，使背部温热透里为宜。②根据辨证类型取穴：脾胃虚寒型：艾灸并针刺章门、建里，艾灸上脘、下脘，每穴施灸 5 分钟；肝气犯胃型：针泻肝俞、太冲；肝胃郁热型：针泻肝俞、内庭、太冲1分钟，留针20分钟；胃阴不足型：针刺三阴交、太溪。以上各型均针刺脾俞、胃俞、中脘、足三里。随症加减：恶心、呕吐加内关；反酸、嘈杂加公孙、梁丘；胃脘胀痛加梁门、天枢；便秘加支沟、承山。以上治疗方法每日1次。10次为1个疗程。

【功用】能调节平衡气血阴阳，使经络之气得以疏通，脾气得升，胃气得降，中气得振，用以改善局部血运，加速溃疡面的修复，从而达到愈合的目的。适用于消化性溃疡。

【疗效】150例中，痊愈102例，占68.04%；好转44例，占29.33%；无效4例，占2.67%。总有效率97.33%：

【出处】李敏. 中医外治杂志，2004，13（3）：33

5. 平行针透穴药线植入

【选穴】胃俞透脾俞（双侧），下脘透上脘，太冲（单侧），每次共取5个穴位。

【操作】先将2号医用羊肠线用中药拮抗剂处理，再浸入40℃的生理盐水中15分钟，使之变软后穿入缝合用半弯直针的针孔内，让其成为双股线。然后放入75%的酒精中浸泡45分钟。再用0.9%的生理盐水冲洗后，按照平行针埋线的操作方法植入患者的上述穴位中，局部用酒精棉球消毒，创可贴包扎即可。

【功用】健脾和胃，疏肝理气，降逆止痛，制酸生肌。适用于消化性溃疡。

【疗效】100 例患者中，治愈 98 例，好转 2 例。治愈率为 98%，总有效率为 100%。

【出处】张文义. 中华中医药学刊，2007，25（12）：2472

五、中医药治疗的优势

中医对消化性溃疡的病因病机有着独特的认识，认为本病多由外邪侵入，内伤饮食，尤其是情志不畅等原因引起，其病机主要是肝气犯胃，胃失和降，气机不利，不通则痛；脾胃虚弱，中阳不足，或胃阴亏虚，胃失濡养，不荣则痛，其病变常涉及多个脏腑。治疗上主要是针对病因病机和临床证型，采取个体化的"辨证论治"方法，常用治法有疏肝和胃、健脾益气、温中散寒、养阴益胃、清化湿热和活血化瘀等。实践证明中医治疗消化性溃疡有一定的特色和优势。但也不能不看到，随着西医学对本病的病因病理的认识不断提高，治疗方法日益改善，特别是幽门螺杆菌（HP）是本病的重要致病因子的发现和抗生素等的应用，中医药治疗本病在某种程度上已退居次要或辅助地位。但近年来反复的临床实践表明，运用中药配合西药治疗，在促进溃疡愈合，提高 HP 的根除率和加速溃疡的愈合以及减少西药的不良反应和耐药性，提高患者在治疗上的依从性等方面，愈来愈显示出重要作用。就拿中医具体治法来说，扶正固本（包括健脾益气、滋养胃阴等法）有利于调整全身的脏腑功能和阴阳气血，增强机体的抗病和修复能力，这对改善全身症状，加速溃疡的愈合以及防止复发等，可起到积极的作用；有研究发现，活血化瘀法能增强黏膜组织的循环灌注，促进其能量代谢，保证黏膜上皮及溃疡底部和边缘腺体迅速再生及保持黏膜环境的酸碱平衡等，从而提高黏膜屏障功能，增强黏膜的修复能力，这对加速溃疡的愈合无疑是十分有利的；清热解毒药物如黄连、黄芩、大黄、蒲公英、白花蛇舌草等对幽门螺杆菌的杀灭和抑制作用虽不及西药抗生素敏感迅速，但清热解毒中药与扶正中药联合作用，不仅能提高抑杀病菌作用，而且能改善患者整体状况和病变局部（胃黏膜）的屏障功能，有利于病情的改善甚至康复。更重要的是，清热解毒中药一般无毒副作用，患者易于耐受，如与西药抗生素配合应用，更可以增强西药对 HP 的根除率，并能减轻其毒副反应。由此可见，中医药治疗消化性溃疡的特色和优势是客观存在的，应予高度重视。

六、小结与展望

中医治疗消化性溃疡历史悠久，除传统的辨证论治方法外，近年来涌现出不少单方验方和其他特色疗法，效果显著。随着本病致病菌幽门螺杆菌（HP）

的发现，在这种新的病因学说启发下，中医药治疗本病常在辨证论治的基础上，加入蒲公英、黄连、黄芩、大黄、白花蛇舌草等清热解毒药物，疗效有所提高，反映出辨病与辨证结合在治疗上的优越性。但我们在肯定中医治疗本病优势的同时，也应清醒地看到本学科的不足之处，如对溃疡的剧痛，中药常有缓不济急之感，针灸疗法固然止痛效果较好，但重复性欠缺。再如对溃疡病大出血患者，中医虽不乏治疗方药，但离高效、速效和长效尚有差距，特别是对出血性虚脱患者，中医益气固脱等法力度尚嫌不足。今后应提倡中西医有机结合，取两者之长，优势互补，相辅相成。如有人（见《中国中西医结合消化杂志》2007 年第 1 期 64 页）认为，运用中药配合西药治疗，可促进溃疡急性期的愈合，提高溃疡的愈合率，提高HP 的根除率，减少 HP 的球形变及提高溃疡的愈合质量，降低对西药的耐药性及药物的不良反应，减少患者对西药治疗的依从性。医务工作者应该努力发挥中医整体观，利用中药复方多环节、多层面、多靶点、多途径的作用机制及不良反应少的优势，为治疗及预防消化性溃疡复发探索出一种新思路、新途径、新方法。（录自盛增秀等主编的《常见中医优势病种治法集粹》，人民卫生出版社 2009 年 12 月出版，本文做了调整和修改）